中医药补肾养肾

沈元良　编著

金盾出版社

内 容 提 要

肾为先天之本,五脏六腑之根,养生必须养肾。本书根据中医学理论,简单介绍了肾的生理功能、肾与脏腑的关系、肾与经脉的关系等,详细叙述了中药补肾养肾的药膳、药粥、药酒,同时介绍了保健针灸、推拿按摩及运动锻炼等强身健体的方法。其内容丰富,通俗易懂,科学实用,适合广大读者阅读参考。

图书在版编目(CIP)数据

中医药补肾养肾/沈元良编著. —北京:金盾出版社,2017.5(2025.1重印)
ISBN 978-7-5186-1016-7

Ⅰ.①中… Ⅱ.①沈… Ⅲ.①补肾—基本知识 Ⅳ.①R256.5

中国版本图书馆 CIP 数据核字(2016)第 255306 号

中医药补肾养肾

沈元良 编著

出版发行:金盾出版社		开 本:880mm×1230mm 1/32
地 址:北京市丰台区晓月中路29号		印 张:7.5
邮政编码:100165		字 数:194 千字
电 话:(010)68276683		版 次:2017年5月第1版
(010)68214039		印 次:2025年1月第4次印刷
印刷装订:河北文盛印刷有限公司		印 数:18 001~21 000 册
经 销:新华书店		定 价:26.80元

(凡购买金盾出版社的图书,如有缺页、倒页、脱页者,本社发行部负责调换)

版权所有 侵权必究

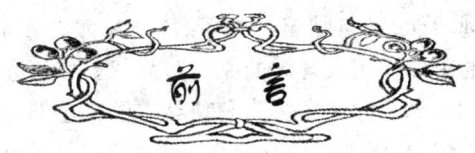

前言

养生人为本,养生又是一个永恒而说不完的话题。中医学认为,肾为先天之本,五脏六腑之根,藏精气,生髓通脑,是人体生长、发育、生殖的来源,同时也是脏腑功能及生命活动的根本。肾纳命门之火,主司肾阴肾阳,是肾脏生理活动的动力。肾既是人重要的排毒器官,又与五脏六腑及骨、髓、耳等器官的功能有密切联系,在人体内发挥着重要作用。它每时每刻都在清除血液中多余的水分和废物,把它们排到尿中,再把清洁的血液送回身体中;还分泌出各种激素,保持动态平衡,从而维持生命活动。但是,肾脏是很娇嫩的器官,若肾阴肾阳受到先天不足、后天亏损等因素的影响可导致损害,又不能通过自身进行阴阳调整,就会导致肾虚,则百病丛生、出现早衰等症状,重则脏器受损,甚至可能危及生命,故中医谓"肾虚为百病之源"。因此,对于肾应注意养护,对肾脏疾病应及早发现、及早治疗。

对于现代社会高压力的生存状态,紧张而无规律的工作和生活,很多人会出现精力不足,工作效率低下,情绪不佳,失眠,记忆力下降,脱发早白,肢体畏冷,夜尿频多。男性出现性欲降低、阳痿、早泄、遗精、滑精等;女性则出现卵巢功能早衰、闭经、月经不调、性功能减退、不孕、容颜早衰等。

综上所述,人们对养肾护肾的意识相对薄弱,但如何养肾,怎样保证肾阴肾阳的充足与平衡?首先应走出"补肾就是壮阳""女人不需要补肾"等诸多养肾补肾的误区,再以中医养生学理论和现代的养生方法为指导,养足肾气,强身健体,抗衰延年。为此,笔者编写了《中医药补肾养肾》。书中从中医药补肾养肾的角度简单介绍了肾的生理功能、肾与脏腑的关系、肾虚身体的异常信号等,说明肾对人体的重要作用及肾虚的原因与症状。详细介绍了补肾阴肾阳、阴阳并补、填精固涩的中药和独具中医特色的古今经典补肾名方;药膳、药粥、膏滋、药酒、保健针、灸、按摩、足浴,以及经络、运动养肾等内外同治方法,表里兼施的补肾调理。内容丰富,通俗易懂,科学实用。许多方药、药膳取材方便,外治方法,简单易行,安全有效。有的可在中医师指导下使用,有些可根据自身情况,信手拈来,取补肾养肾之效。

  本书以中医基础理论为指导,阐述中医补肾养生,在编写中参考引用了部分公开发表的相关资料,在此谨向原作者表示感谢!

  养生的最高境界是"治未病"。愿本书为你送去补肾养肾的知识,做到未雨绸缪,健后天之脾,补先天之肾,摄养于无疾之先。

沈元良

目 录

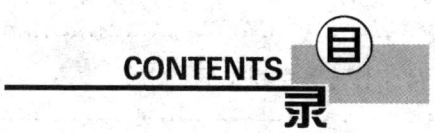

第一章 概述

第一节 肾的生理功能 ·· (2)
  一、肾为先天之本 ·· (2)
  二、肾为水脏 ·· (6)
  三、肾主封藏 ·· (8)
  四、肾主纳气 ·· (8)
  五、肾藏志 ·· (9)
第二节 肾与脏腑的关系 ·· (9)
  一、肾与心 ·· (9)
  二、肾与肝 ·· (10)
  三、肾与脾 ·· (11)
  四、肾与肺 ·· (12)
  五、肾与脑 ·· (12)
  六、肾与骨 ·· (13)
  七、肾与膀胱 ·· (14)
  八、肾与三焦 ·· (14)
  九、肾与胞宫、精室 ·· (15)
  十、肾与天癸 ·· (15)
  十一、命门说 ·· (17)
第三节 肾与经脉的关系 ·· (21)
  一、肾与冲脉 ·· (21)

二、肾与任脉 …………………………………… (21)
　　三、肾与督脉 …………………………………… (21)
　　四、肾与带脉 …………………………………… (22)
第四节　肾与五官七窍等组织器官的关系 ………… (22)
　　一、开窍于耳 …………………………………… (22)
　　二、肾开窍于二阴 ……………………………… (22)
　　三、其华在发 …………………………………… (23)
　　四、腰为肾之府 ………………………………… (23)

第二章　肾虚证

第一节　肾虚的异常信号 …………………………… (25)
　　一、气短、气喘 ………………………………… (25)
　　二、水肿 ………………………………………… (26)
　　三、性功能减退 ………………………………… (26)
　　四、便秘、泄泻 ………………………………… (26)
　　五、夜尿频多 …………………………………… (27)
　　六、腰膝酸痛 …………………………………… (27)
　　七、肢冷畏寒 …………………………………… (27)
　　八、发早白、齿动脱发 ………………………… (27)
　　九、记忆衰退 …………………………………… (28)
　　十、听力减退、耳鸣 …………………………… (28)
　　十一、视力减退 ………………………………… (28)
　　十二、五迟五软 ………………………………… (29)
第二节　肾虚证的症候 ……………………………… (30)
　　一、肾阳虚证 …………………………………… (30)
　　二、肾虚水泛证 ………………………………… (31)
　　三、肾阴虚证 …………………………………… (31)
　　四、肾精不足证 ………………………………… (31)

五、肾气不固证…………………………………………（32）
第三节　肾无实证说………………………………………（33）
一、肾有实证……………………………………………（34）
二、膀胱湿热证…………………………………………（34）

第三章　中药补肾养肾

第一节　补肾阴药…………………………………………（35）
一、地黄…………………………………………………（36）
二、黄精…………………………………………………（39）
三、玄参…………………………………………………（40）
四、石斛…………………………………………………（42）
五、桑椹…………………………………………………（43）
六、黑芝麻………………………………………………（44）
七、墨旱莲………………………………………………（45）
八、女贞子………………………………………………（47）
九、百合…………………………………………………（48）
十、枸杞子………………………………………………（49）
十一、鳖甲………………………………………………（53）
十二、龟甲………………………………………………（55）
第二节　补肾阳药…………………………………………（57）
一、鹿茸…………………………………………………（58）
二、淫羊藿………………………………………………（59）
三、仙茅…………………………………………………（60）
四、巴戟天………………………………………………（61）
五、胡桃肉………………………………………………（62）
六、肉苁蓉………………………………………………（63）
七、胡芦巴………………………………………………（64）
八、菟丝子………………………………………………（65）

九、沙苑子 …………………………………… (66)
十、锁阳 ……………………………………… (67)
十一、杜仲 …………………………………… (67)
十二、补骨脂 ………………………………… (68)
十三、益智仁 ………………………………… (69)
十四、韭菜子 ………………………………… (71)
十五、紫河车 ………………………………… (72)
十六、冬虫夏草 ……………………………… (73)
十七、蛤蚧 …………………………………… (74)
十八、林蛙 …………………………………… (75)
十九、海狗肾 ………………………………… (75)
二十、海马 …………………………………… (76)

第三节　补肾填精固涩药 ……………………… (77)
一、山茱萸 …………………………………… (77)
二、金樱子 …………………………………… (79)
三、覆盆子 …………………………………… (80)
四、桑螵蛸 …………………………………… (81)
五、芡实 ……………………………………… (82)
六、五味子 …………………………………… (84)
七、莲子 ……………………………………… (85)

第四章　古今补肾名方选介

第一节　补肾阴的经典方药 …………………… (88)
一、六味地黄丸 ……………………………… (88)
二、左归丸 …………………………………… (91)
三、大补阴丸 ………………………………… (93)
四、百合固精丸 ……………………………… (95)
五、虎潜丸 …………………………………… (97)

目 录

第二节 补肾阳的经典方药 ……………………………(99)
 一、肾气丸 ………………………………………(100)
 二、加味肾气丸 …………………………………(102)
 三、右归丸 ………………………………………(104)

第三节 阴阳并补的经典方药 ……………………………(107)
 一、地黄饮子 ……………………………………(107)
 二、龟鹿二仙膏 …………………………………(109)
 三、七宝美髯丹 …………………………………(111)

第四节 填精固涩的经典方药 ……………………………(112)
 一、四神丸 ………………………………………(113)
 二、五子衍宗丸 …………………………………(114)
 三、锁阳固精丸 …………………………………(115)
 四、金锁固精丸 …………………………………(117)
 五、桑螵蛸散 ……………………………………(118)
 六、缩泉丸 ………………………………………(120)

第五章 补肾养肾药食调摄

第一节 补肾养肾药膳 ……………………………………(123)
 一、荷叶乳鸽 ……………………………………(123)
 二、百合红枣龟肉汤 ……………………………(124)
 三、山药芝麻圆 …………………………………(124)
 四、山药芝麻酥 …………………………………(124)
 五、生地黄芪猪胰汤 ……………………………(125)
 六、地黄乌鸡 ……………………………………(125)
 七、黄精参茋鸡 …………………………………(126)
 八、姜附烧狗肉 …………………………………(126)
 九、虫草炖鸭 ……………………………………(126)
 十、山药腐竹鸡片 ………………………………(127)

十一、山药杞煲鸽 …………………………………… (127)

十二、鹌鹑肉片 ……………………………………… (128)

十三、莲子猪肚 ……………………………………… (129)

十四、阿胶炖肉 ……………………………………… (129)

十五、芡实煮老鸭 …………………………………… (129)

十六、蘑菇炒虾仁 …………………………………… (130)

十七、海参肉片 ……………………………………… (130)

十八、豆腐虾仁 ……………………………………… (131)

十九、手抓羊肉 ……………………………………… (131)

二十、韭菜炒胡桃 …………………………………… (132)

二十一、韭菜炒蚕蛹 ………………………………… (132)

二十二、韭菜炒虾仁 ………………………………… (132)

二十三、韭菜炒猪腰 ………………………………… (133)

二十四、韭菜炒羊肝 ………………………………… (133)

二十五、韭菜炒鲜虾 ………………………………… (134)

二十六、韭菜子蒸猪肝 ……………………………… (134)

二十七、韭菜炒三丝 ………………………………… (134)

二十八、香菇核桃仁 ………………………………… (135)

二十九、杜仲烧猪腰 ………………………………… (135)

三十、香酥鹌鹑 ……………………………………… (136)

三十一、大枣甲鱼 …………………………………… (136)

三十二、枸杞烩海参 ………………………………… (137)

三十三、黄鳝煲猪肉 ………………………………… (137)

三十四、栗子蒸母鸡 ………………………………… (138)

三十五、砂锅炖鸭 …………………………………… (138)

三十六、山茱萸蒸鸭 ………………………………… (139)

三十七、黄芪蒸鹌鹑 ………………………………… (139)

三十八、首乌炖鲍鱼 ………………………………… (140)

目 录

三十九、金樱子杜仲煲猪尾 …………………………（140）
四十、杞子炖牛鞭 ……………………………………（140）
四十一、枸杞炖羊肉 …………………………………（141）
四十二、山药羊肉汤 …………………………………（141）
四十三、淫羊藿蒸羊腰 ………………………………（141）
四十四、肉桂羊肉汤 …………………………………（142）
四十五、当归羊肉羹 …………………………………（142）
四十六、仙茅煮猪腰 …………………………………（143）
四十七、巴戟天狗肉汤 ………………………………（143）
四十八、海狗肾汤 ……………………………………（144）
四十九、鹿茸炖乌骨鸡 ………………………………（144）
五十、红烧羊肉 ………………………………………（145）

第二节　补肾养肾粥 …………………………………（145）
一、百合粥 ……………………………………………（145）
二、生地黄粥 …………………………………………（146）
三、金樱子粥 …………………………………………（146）
四、莲子芡实粥 ………………………………………（146）
五、黑芝麻粥 …………………………………………（147）
六、核桃仁粥 …………………………………………（147）
七、枸杞子粥 …………………………………………（147）
八、首乌粥 ……………………………………………（148）
九、桑椹粥 ……………………………………………（148）
十、人参黄芪粥 ………………………………………（149）
十一、海参粥 …………………………………………（149）
十二、桑螵蛸高粱粥 …………………………………（149）
十三、栗子粥 …………………………………………（150）
十四、海参鸭肉粥 ……………………………………（150）
十五、鸡头米粥 ………………………………………（151）

十六、胡桃仁粥 …………………………………………（151）

十七、复元粥 ……………………………………………（152）

十八、韭菜粥 ……………………………………………（152）

十九、雀儿药粥 …………………………………………（153）

二十、芡实金樱粥 ………………………………………（153）

二十一、菟丝子粥 ………………………………………（154）

二十二、山药羊肉粥 ……………………………………（154）

二十三、黑豆龙眼枣粥 …………………………………（154）

二十四、肉苁蓉粥 ………………………………………（155）

二十五、鹌鹑粥 …………………………………………（155）

二十六、山茱萸粥 ………………………………………（155）

二十七、苁蓉羊肉粥 ……………………………………（156）

二十八、枸杞羊肾粥 ……………………………………（156）

二十九、狗肉粥 …………………………………………（157）

三十、鹿角粥 ……………………………………………（157）

三十一、鹿角胶粥 ………………………………………（157）

第三节 补肾养肾膏滋方 …………………………………（158）

一、桑椹蜜膏 ……………………………………………（158）

二、两仪膏 ………………………………………………（158）

三、龟鹿二仙膏 …………………………………………（159）

第四节 补肾养生药酒 ……………………………………（159）

一、杜仲酒 ………………………………………………（160）

二、熟地枸杞酒 …………………………………………（160）

三、杞地人参酒 …………………………………………（160）

四、华佗黄精酒 …………………………………………（161）

五、延寿瓮头春 …………………………………………（161）

六、延龄酒 ………………………………………………（162）

七、神仙延寿酒 …………………………………………（162）

八、熙春酒 ………………………………………… (163)
九、养生酒 ………………………………………… (163)
十、山茱萸酒 ……………………………………… (163)
十一、茯苓枣肉酒 ………………………………… (164)
十二、淫羊藿酒 …………………………………… (164)
十三、仙茅酒 ……………………………………… (164)
十四、二仙酒 ……………………………………… (165)
十五、菟丝子五味子酒 …………………………… (165)
十六、菟丝子肉苁蓉酒 …………………………… (165)
十七、当归桂枝酒 ………………………………… (166)
十八、肉苁蓉酒 …………………………………… (166)
十九、九香虫酒 …………………………………… (167)
二十、巴戟菟丝子酒 ……………………………… (167)
二十一、期颐酒 …………………………………… (167)
二十二、松龄酒 …………………………………… (168)
二十三、鹿茸酒 …………………………………… (168)
二十四、海狗肾酒 ………………………………… (169)

第六章 保健针、灸、推拿

第一节 补肾养生针刺保健 ………………………… (171)
  一、针刺保健的概念 ……………………………… (171)
  二、针刺保健的作用 ……………………………… (171)
  三、刺法原则 ……………………………………… (172)
  四、补肾养生针刺穴位 …………………………… (173)
  五、益肾针刺法 …………………………………… (173)
  六、肾虚证的针刺 ………………………………… (174)
第二节 补肾养生保健灸 …………………………… (176)
  一、保健灸法的概念 ……………………………… (176)

二、保健灸的作用 …………………………………… (177)
　三、保健灸的方法 …………………………………… (178)
　四、保健灸常用穴位 ………………………………… (178)
　五、补肾强壮灸法 …………………………………… (179)
　六、常见病的保健灸 ………………………………… (180)
　　(一) 失眠 ………………………………………… (180)
　　(二) 健忘 ………………………………………… (181)
　　(三) 脱发 ………………………………………… (182)
　　(四) 前列腺炎 …………………………………… (182)
　　(五) 阳痿 ………………………………………… (183)
　　(六) 早泄 ………………………………………… (184)
　　(七) 遗精 ………………………………………… (185)
　　(八) 月经不调 …………………………………… (185)
　　(九) 痛经 ………………………………………… (186)
　　(十) 闭经 ………………………………………… (187)
　　(十一) 性冷淡 …………………………………… (187)
　　(十二) 乳腺增生 ………………………………… (188)
　　(十三) 子宫脱垂 ………………………………… (189)
　　(十四) 更年期综合征 …………………………… (190)
　　(十五) 小儿遗尿 ………………………………… (190)
第三节 补肾养生推拿按摩 …………………………… (191)
　一、保健按摩的作用 ………………………………… (191)
　二、保健按摩方法 …………………………………… (192)
　三、保健按摩的穴位 ………………………………… (193)
　四、补肾益精法 ……………………………………… (194)
　五、按摩阴窍法 ……………………………………… (195)
　六、双掌摩腰法 ……………………………………… (195)
　七、疏通任督法 ……………………………………… (195)

目 录

八、按摩下肢涌泉法 …………………………………… （195）
九、常见病的保健按摩 …………………………………… （196）
  （一）神经衰弱 …………………………………………… （196）
  （二）失眠 ………………………………………………… （196）
  （三）脱发 ………………………………………………… （197）
  （四）前列腺炎 …………………………………………… （198）
  （五）前列腺增生 ………………………………………… （199）
  （六）阳痿 ………………………………………………… （199）
  （七）早泄 ………………………………………………… （200）
  （八）痛经 ………………………………………………… （201）
  （九）月经不调 …………………………………………… （201）
  （十）乳腺增生 …………………………………………… （202）
第四节 补肾养肾的足浴疗法 …………………………… （202）
一、足浴保健疗法 ………………………………………… （203）
二、足浴的具体方法 ……………………………………… （203）
三、养肾护肾的足浴方 …………………………………… （204）

第七章 补肾养肾运动疗法

第一节 仰卧起坐补肾法 ………………………………… （206）
一、仰卧抬肩法 …………………………………………… （206）
二、仰卧挺胸法 …………………………………………… （206）
三、仰卧抬臀法 …………………………………………… （206）
第二节 瑜伽养肾法 ……………………………………… （207）
一、扭转式 ………………………………………………… （207）
二、山峰式 ………………………………………………… （207）
三、拜日式 ………………………………………………… （207）
四、飞燕式 ………………………………………………… （208）
五、俯功式 ………………………………………………… （208）

11

第三节　壮腰健肾八段功……………………………………（208）
　一、拧腰功——大鹏展翅万里遥 ………………（209）
　二、翻腰功——鹞子翻身腾九霄 ………………（209）
　三、侧腰功——古松迎客斜展枝 ………………（209）
　四、拗腰功——降龙伏虎称英豪 ………………（210）
　五、折腰功——二龙戏珠显灵功 ………………（210）
　六、拍腰功——货郎击鼓神逍遥 ………………（211）
　七、弯腰功——观天按地练精气 ………………（211）
　八、晃腰功——黑熊晃身天柱摇 ………………（211）

第四节　补肾健肾太极拳 ………………………………（212）
　一、并步直立 ……………………………………（212）
　二、左脚开步 ……………………………………（212）
　三、平举双臂 ……………………………………（213）
　四、屈腿下蹲 ……………………………………（213）

第五节　补益精气神的五禽戏 …………………………（213）
　一、练功要领 ……………………………………（214）
　二、基本动作 ……………………………………（214）

第六节　保肾固精的八段锦 ……………………………（215）
　一、双手托天理三焦 ……………………………（216）
　二、左右开弓似射雕 ……………………………（216）
　三、调理脾胃须单举 ……………………………（217）
　四、五劳七伤往后瞧 ……………………………（217）
　五、摇头摆尾去心火 ……………………………（217）
　六、两手攀足固肾腰 ……………………………（218）
　七、攒拳怒目增气力 ……………………………（218）
　八、背后七颠把病消 ……………………………（218）

第七节　强筋补肾的易筋经 ……………………………（219）
第八节　护肾气抗衰老养生操 …………………………（220）

第一章 概述

肾是一个功能极其广泛的重要脏器。肾之功能表现在三个方面：一是主藏精，促进人体生长、发育、生殖，称之"封藏之本"；二是主水液代谢，故又有"水脏"之称；三是主纳气，为"气之根"。中医的肾，正如《素问·上古天真论》说："女子七岁，肾气盛，齿更发长；二七而天癸至，任脉通，太冲脉盛，月事以时下，故有子；三七肾气平均，故真牙生而长极四七筋骨坚，发长极，身体盛壮；五七阳明脉衰，面始焦发始堕；六七三阳脉衰于上，面皆焦，七七任脉虚，太冲脉衰少，天癸竭，地道不通，故形坏而无子也。男子八岁，肾气实，发长齿更；二八肾气盛，天癸至，精气溢泻，阴阳和，故能有子；三八肾气平均，筋骨劲强，故真牙生而长极；四八筋骨隆盛，肌肉满壮；五八肾气衰，发堕齿槁六八衰竭于上，面焦，发鬓斑白；七八肝气衰，筋不能动；八八则齿发去。"说明人体的生长、发育和生殖功能都是随着肾气盛衰而变化的。肾还有多种生理功能，如肾主藏精，主生殖之精，为先天之本；又主骨，生髓；充脑；肾为水脏，司开合；肾主纳气；肾主封藏；肾合膀胱、三焦；肾开窍于耳及二阴等。肾在人体中的重要作用，张景岳认为"是命门总乎两肾，而两肾皆属于命门"，并强调肾内寓真阴、真阳，为五脏六腑阴阳的根本，故肾又有"阴阳之本"之称。李中梓提出"肾为先天之本，脾为后天之本"，认为肾为生命的关键所在。肾在体合骨，其华在发，在志为恐，在液为唾，开窍于耳及前后二阴。《素问·六节藏象论》曰："肾者，主蛰，封藏之本，精之处也，其华在发，其充在骨，为阴中之少阴，通于冬气。"肾与膀胱气化相通，经脉相互络属，故互为表里。此外，在《内经》中以肾主水液为依据，认为肾与膀胱、三焦皆为表里。《灵枢·本输》曰:"肾合膀胱,膀胱者,津液之府也。少阳属肾,肾上连肺……三焦者,中渎之府也,水道出焉,属膀胱,是孤之府也。"中医十分重视肾的补养,在摄生、养生方面,强调顾护肾气,反对"以妄为常,醉以入房,以欲竭其精,以耗散其真",提倡"恬淡虚无,真气从之,精神内守,病安从来"的养生之道。

第一节 肾的生理功能

中医学对肾及泌尿系统的认识在《难经·三十六难》中有所述,"肾位于腰部,左右各一,从功能上区分,则左者为肾,右者为命门",从三焦而论,则肾居下焦。《难经正义》对肾脏的大小、位置进行了详细论述:肾"长约三寸,阔约寸余,厚约七八分,重约三两至四两。人高肾大,人矮肾小,位于脊骨十二节间,周遭有三焦脂膜包裹,左右相对,左上有脾胃及大肠下回盖之,右上有肝及大肠上回盖之肾中有油膜一条,贯于脊骨,是为肾系,下连三焦之根"。从解剖上看,中医的肾和西医的肾没有本质的差别,但功能上则相差甚远。膀胱位于下焦,为中空的囊性器官,其功能主要依靠肾脏的气化功能而发挥。

此外,中医学还把男性睾丸归属于肾的范畴,称之为"外肾"。从睾丸的形态相似于"内肾",功能与生殖直接相关来看,把它归属于肾是很有道理的。

一、肾为先天之本

1. 肾主先天之精 中医学认为,人体内部的一切精微物质如气、血、精、津液都能以"精"或"精气"来概括,并认为精为五脏所化生,并为五脏所藏。《素问·上古天真论》说:"五脏者,藏精气而不泻。"肾"受五脏六腑之精而藏之"。由此可见,五脏化生的精气皆输注于肾而藏之。但精有先天与后天之分,肾脏所藏之精为先之精,其他脏腑所藏之精为后天之精。后天之精来源于水谷之气,主要由脾胃化生,并输注于五脏,布散全身,起滋润、濡养作用。

《素问·经脉别论》认为:"食气入胃,散精于肝,淫气于筋;食气入胃,浊气归心,淫精于脉。脉气流经,经气归于肺,肺朝百脉,输精于皮毛。毛脉合精,行气于府。府精神明,留于四脏,气归于权衡。"先天之精则不同,《灵枢·经脉篇》说:"人始生,先成精。"《灵枢·决气篇》也记载:"两神相搏,合而成形,常先身生,是谓精。"这皆属于先天之精。先天之精是禀受于父母的生殖之精,但又不等于父母的生殖之精,它具有促进人体生长发育的作用,只能由肾脏化生而藏于肾。

由于肾有化生和贮藏先天之精之功能,因此《素问·六节脏象论》认为,肾为"精之处"。《中藏经》则认为,"肾者,精神之舍,性命之根"。《千金方》也说:"肾主精。精者,生来精灵之本也,为后宫内宫则为女主。故生来谓之精,精者肾之藏。"为了区别肾与脾的藏精、化精功能,常称肾为先天之本,脾胃为后天之本,肾藏先天之精,脾胃化生后天水谷精微。先天之精虽然具有决定人体生长发育之功能,但又必须依靠后天之精的补充才能行使其职能,先天和后天之精是相互促进,相互滋生的。

张景岳认为:"命门总乎两肾,两肾皆属命门。"又说:"人始生,本乎精血之源;人之既生,由乎水谷之养非精血,无以立形体之基;非水谷,无以成形体之壮。精血之司在命门,水谷之司在脾胃。"脾胃"赖先天为之本,而精血之海又必赖后天为之资"。《脾胃论》记载:"真气又名元气,乃先身生之精气也,非胃气不能滋之。"说明了肾有化生和贮藏先天之精的功能。

2. 肾主生殖之精 肾主生殖之精,《灵枢·决气篇》记载:"两神相搏,合而成形,常先身生,是谓精。"可见男女双方的生殖之精是生殖功能成熟的标志。这种生殖功能不是与生俱来的,也不是永不消失的,而是当肾气充盛的青壮年时期才存在的。

肾气与生殖功能的关系,《素问·上古天真论》认为,女子二七,男子二八,则"肾气盛,天癸至","故能有子";女子七七,男子七八,则肾气衰,"天癸竭","故形坏而无子"。因此,男女肾气充足,肾精盈满,天癸至,是繁育后代的前提条件。对于天癸的解释,认为天癸与肾气有着密切的关系,天癸的本质是一种精微物质。《医宗金鉴·妇科心法要诀·胎孕之源》记载:"天癸乃父母所赋,先天生身之真气也;精血水谷所化,后天成形之本也。男子二八,先天肾气盛,天癸至,与后天所生之精会合而盛……女子二七,先天肾气实,天癸至,与后天所生之血会合而盛。"《内经博义》云:"地道之能通,必由天气之下降。"

由此可见,天癸是先天肾气随年龄增长而逐渐充盈至一定程度后衍化而成的一种精微物质,具有促进生殖之精生长和生育能力成熟的作用。可以说肾,气盛,天癸应时而至,生育正常;先天不足,肾气匮乏,天癸应至而不至,或至而不盛,则生育功能减退或消失。

3. 肾藏元阴元阳　随着命门学说的兴起,肾在人体中重要作用日益受到重视。认为脏腑皆有阴阳,肾中亦包含有肾阴、肾阳。由于肾脏生理上的特殊性,肾阴又称为元阴、真阴、真水;肾阳又称为元阳、真阳、真火。肾之阴阳为全身阴液、阳气之根本,肾阴为一身阴液之源,肾阳为一身阳气之根。张景岳说:"五脏之阴气非此不能滋,五脏之阳气非此不能发。"《冯氏锦囊》记载:"生生不尽,上奉无余者,惟此真阴真阳二气而已。二气充足,其人多寿;二气衰弱,其人多夭;二气和平,其人无病;二气偏胜,其人多病;二气绝灭,其人则死。可见真阴真阳者,所以为先天之本,后天之命,两肾之根,疾病安危,皆在乎此。"元阳在生命中起着主导作用。《素问》记载,"凡阴阳之要,阳密乃固","阳气者,若天与日,失其所则折寿而不彰"。肾阳为一身阳气之根,能温煦五脏六腑,四肢百骸。尤其是后天脾阳依赖先天肾阳的温煦。表明肾阳在脏腑之功能活动中起着至关重要的作用。

元阴为生命活动的物质基础,元阳必须依赖于元阴而存在,又必须得到阴精的滋养和补充。《素问》记载:"阴在内,阳之守也;阳在外,阴之使也。"就是阴阳互根互用的具体体现。张景岳重视元阳之功能,同时也强调元阴的作用,认为阴阳平衡,相互为用。"凡水火之功,缺一不可,命门之火,谓之元气;命门之水,谓之元精。五液充,则形体赖而强壮;五气治,则营卫赖以和调。此命门之水火,十二脏之化源,故心赖之,则君主以明;肺赖之,则治节以行;脾胃赖之,济仓廪之富;肝胆赖之,资谋虑之本;膀胱赖之,则三焦气化;大小肠赖之,则传导自今。此虽云肾脏之伎巧,而实皆真阴之用"。

因此,肾脏内寄元阴、元阳,元阴和元阳既相互依存,相互转化,又相互制约,共同维持着人体阴阳的相对平衡。

4. 肾为元气之根 肾气又称为元气、真气,为人体一身正气之根本。精能化气,肾阳蒸化肾阴产生肾气。所以,肾气的产生必须以肾精、肾阴、肾阳的充足为前提条件。《景岳全书》中记载:"元阴元阳,所谓先天之元气也。"《血证论》记载:"肾者水脏,水中含阳,化生元气。"元气的产生主要来源于先天之精,但需要后天之精的不断补充,才能发挥其作用。

元气藏于丹田,为生命的原动力,以三焦为通道布散全身,推动五脏六腑等一切组织器官之功能活动。人体的脏腑气化、新陈代谢、精神思维等生命活动均与元气的激发、推动作用有关。如元气充盛,则人体生命力旺盛,体格健壮,精神饱满,思维敏捷,反应灵敏,运动灵活,机体处于健康状态。反之,如元气亏虚,则生命力低下,身体虚弱,精神萎靡,思维不聪,反应迟钝,动作笨拙,机体处于疾病的状态。正如《素问》中记载:"上古之人,其知道者,法于阴阳,和于术数,饮食有节,起居有常,不妄劳作,故能形与神俱,而尽终其天年,度百岁乃去。今时之人不然也,以酒为浆,以妄为常,醉以入房，以欲竭其精，以耗散其真，不知持满，不时御神，务快其心，逆于生乐，起居无节，故半百而衰也。"元气来源于先天之肾气，但必须依赖后天水谷精气的补充。说明人的健康、寿命与后天的调摄有密切关系。

二、肾为水脏

"肾主水"，具有主持和调节人体水液代谢之功能，其主要通过肾脏的气化和开合功能来实现。

1. 肾主气化 正常的机体水液代谢是一个十分复杂的过程，它主要由肺、脾、胃、肾、肠、膀胱、三焦等脏腑综合作用下完成，其中肾起着主宰的作用。《素问》记载："饮入于胃，游溢精气，上输于脾，脾气散精，上归于肺，通调水道，下输膀胱，水精四布，五经并行。"可见人体摄入体外水液后，首先要经过胃的吸收，再经过脾的运化、转输，向上达于肺脏。然后经过肺脏的宣发、肃降功能，一部分散发到皮毛、腠理，变成汗液排出体外；另一部分则循三焦下行而达于膀胱。下行的水液中，有清有浊，其浊者由于肾气的开合作用通过膀胱排出体外，其清者由于肾气的气化作用借三焦为通路布散全身。肾脏的开合适度，则体内水液代谢的秽浊部分可以顺利排出体外；肾脏的气化功能正常，则体内水液代谢的精华部分可布散全身，发挥营养、滋润作用。所以，肾气的气化、开合功能在水液的代谢中起着十分重要的作用。所以《景岳全书·肿胀》记载："凡水肿等证，乃肺脾肾三脏相干之病，盖水为至阴，故其本在肾；水化于气，故其标在肺；水唯畏土，故其制在脾，今肺虚则气不化津而化水，脾虚则土不制水而反克，肾虚则水无所主而妄行。"水液的运行必须以三焦为通路。《素问》又记载："三焦者，决渎之官，水道出焉。"三焦的决渎功能取决于三焦的气化功能，气化功能正常，则决渎有权，水道通畅，水液代谢正常。如三焦气化不利，则决渎无权，水道不通，水停为患。

第一章 概述

三焦的气化功能正常与否主要取决于肾脏的气化功能。另外,肾脏的气化作用通过三焦对肺脏的宣发、肃降功能和脾脏的运化、转输功能起着促进作用。肾脏的气化功能失职,往往肺、脾、三焦等脏腑之功能随之紊乱,而发生水液内停的病证。

2. 肾司开合 肾与膀胱相表里,膀胱虽然具有气化排尿之功能,但主要是通过肾脏的气化作用来实现的。《素问》记载:"膀胱者,州都之官,津液藏焉,气化则能出矣。"说明排泄体内水液代谢废物之功能主要由膀胱来完成,然而膀胱的开合功能依赖于肾脏的气化。张景岳对膀胱的气化功能说是"肾中之气也"。由此可见,肾气充足,气化正常,固摄有权,则膀胱开合适度。开,则代谢的水液得以排出;合,则机体需要的水液得以在体内保留,进而布散全身。反之,如肾气亏虚,气化不利,固摄无权,则膀胱开合失常。开失职,则水液停留体内而致小便不利;合失职,则水液排泄无度而出现遗尿、尿失禁、多尿。

《素问》记载:"肾者,胃之关,关门不利,故聚水而从其类也。"可见水液始入于胃,经过代谢之后,再由肾脏排出体外,这也是肾脏的开合功能在肾与胃的关系中的体现。肾脏气化正常,开合有度,则胃的摄纳水液、游溢精气之功能正常。反之,肾失气化,开合不利,水停胃中,形成痰饮、格拒等证。

3. 肾主五液 五液是人体正常的津液,分属于五脏。《素问·宣明五气篇》记载:"五脏化液,心为汗,肺为涕,肝为泪,脾为涎,肾为唾,是为五液。"这5种正常体液是脏腑、组织、器官生命活动所必需的,其中,清者属阳,称为津;浊者属阴,称为液。清浊指质地而言,两者统称为津液。津气轻清,布达于外,温分肉,充皮肤,达孔窍;液质重浊,常聚在里,濡脏腑,利关节,益脑髓。

津液为水谷所化生,分属于五脏,而由肾所主。《素问·逆调论》记载:"水者,循津液而流也。肾者水脏,主津液。"《难经·四十九难》记载:"肾主液,入肝为泣,入心为汗,入脾为涎,入肺为涕,自入为唾。"肾脏之所以能够主五液,是因为肾为水脏,水和五液都是全身体液的一部分,相互之间存在互生互化的关系,体内水液的周流全身和互生互化又主要依赖于肾气的蒸化作用。如肾阳不足,气不化水,水液内停,聚而成痰成饮,必然导致五液亏虚。此外,肾脏所藏的真阴为人身阴液之根本,五液必须得到真阴的滋助才能发挥正常之功能。真阴亏虚,则五脏之液也随之而竭。

三、肾主封藏

肾性潜藏。《素问》记载:"五脏者,藏精气而不泻也。"《灵枢》也记载:"五脏主藏精者也。"可见五脏皆有贮藏精气之功能,而且精气宜藏不宜泻,宜满不宜实。在五脏之中,肾脏之功能尤其重要,这是因为肾脏具有藏蓄、调节精气的能力。《素问·上古天真论》记载:"肾者主水,受五脏六腑之精而藏之,故五脏盛而能泻。"肾脏不仅能贮藏五脏之精气,而且可以随时补充五脏精气之不足,起着贮藏、调节的作用。肾脏的贮藏功能不仅表现在与五脏的关系方面,而且也表现在与九窍的联系方面。肾脏的贮藏功能正常,则精液、小便、大便的排泄正常。反之,肾失封藏,则可致遗精、滑精、早泄、胎动、滑胎、遗尿、夜尿频数、小便失禁、五更泻等病症。

四、肾主纳气

肺主气,司呼吸。肾主纳气是摄纳肺气,促进其吸清呼浊、防止呼吸表浅的作用。气的形成、敷布、运行及升降出入无不与肺脏之功能有关。《素问》记载:"肺者,气之本。"然而,肺主气之功能必须有肾气的参与,尤其在呼吸方面。正如《内经博义》所记载:"肺居上焦,肾居下焦,肺主降,肾主升;肺主呼,肾主吸;肾主纳气,肺主出气。"呼吸运动虽然由肺完成,但肺吸入之气,必须下达于肾,与肾中精气交接,才能平稳深沉,和缓有力,这是肾脏纳气功能的体现。如肾气不足,肾不纳气,根本不固,则会出现呼吸短促,动则喘甚的病变。肺主出气(呼气),肾主纳气(吸气),肺为气之主,肾为气之根,两者不可偏废。只有出纳协调,呼吸才能平稳。如只出不纳,或只纳不出,呼吸活动都会停止。相对而言,纳气功能容易受到损害,因此要注重肾主纳气之功能。

五、肾藏志

志属于神志活动的范畴,包括记忆力和毅力。正如《灵枢·本神篇》所记载:"意之所存谓之志。"神志活动主要由心所主,但具体功能活动则分属于五脏,肾主藏志。"肾藏精,精舍志"。肾之所以能够藏志,是因为肾藏精,精生髓,脑为髓之海。人的记忆力和恒心、毅力均出自于脑,肾精足,脑髓充,则志有所藏。《医经精义》记载:"事物之所以不忘,赖此记性。记在何处,则在肾经,益肾生精,化为髓,而藏于脑中。"精足则髓足,髓足则脑充,技巧之所以出,故肾为作强之本。如肾精充足,则记忆力强,精力充沛,有远大志向,办事有恒心;若肾精匮乏,则记忆力减退和精神萎靡等。《内经》记载:肾"在志为恐","恐伤肾"。恐惧也属于情志活动的范畴。强烈的恐惧刺激会耗伤肾精,损伤肾气,导致肾气不固,气陷于下,而出现遗精、遗尿、大便失禁等病症。即所谓的"恐则气下"之证。

第二节 肾与脏腑的关系

一、肾与心

肾与心均为少阴经,其经脉相连,气血相通。生理上,存在着心肾相交,水火既济,阴阳互根互用的关系。心居上焦,其性属火,为阳;肾居下焦,其性属水,为阴。心火必须下降于肾,使肾水不寒;肾阴必须上济于心,使心火不亢。"水火宜平不宜偏,宜交不宜分。火性炎上,故宜使之下;水性就下,故宜使之上;水上火下,名之曰交,交则为既济,不交则为未济,交者生之象,不交者死之象也。"水火之所以能够上下互济,是因为心肾各自内部的生理特性所决定的,是以心肾内部的阴阳平衡为前提条件的。《周慎斋遗书·阴阳脏腑》曰:"心肾相交,全凭升降。而心气之降,由肾气之升;肾气之升,又因心气之降。肾属水,水性润下,如何而升?因水中有真阳,故水亦随阳而升至心,则生心中之火;心属火,火性炎上,如何而降?因火中有真阴,故亦随水降至肾,则生肾中之水。升降者水火,其所以使之升降者;水火中之真阴真阳也。真阴真阳者,心肾中之真气也。"如水不升或火不降,均可导致心肾不交证。肾中阴阳为人身阴阳之根本,心阴、心阳都依赖于肾阴、肾阳的滋润和温煦。如肾阴亏虚或肾阳不足,可导致心肾阴虚或心肾阳虚证。

二、肾与肝

肝肾同居下焦,肾藏精,肝藏血,精血之间存在着相互化生,相互转化的关系。故肝肾之间的关系极其密切,有"肝肾同源""精血同源""乙癸同源"之说。血的化生有赖于肾中精气的气化,肾精的充盈亦有赖于肝血的滋养,精能化血,血能生精。男子以精为用,女子以血为用;男子以肾为先天,女子以肝为先天。从生理功能来理解肝肾是同源的。

肝肾同源在生理上,肝肾之间还有阴阳的联系。肝属木,肾属水,水能涵木。肾中真阴上腾,以济肝阴。肾水为命门之火所蒸,化气上升,肝气受益。如肾水充足,水能涵木,则肝阳不亢,肝风不动;若肾水亏虚,水不涵木,则易致肝阳上亢,甚则生风动血。华岫云说:"肝为风木之脏,因有相火内寄,体阴用阳,其性刚,主动,主升,全赖肾水以涵之,血液以濡之,肺金清肃下降之令以平之,中宫敦阜之土气以培之,则刚劲之质,得为柔和之体,遂其条达畅茂之性,何病之有?倘清液有亏,肝阴不足,血燥生热,热则风阳上升,窍络阻塞,头目不清,眩晕跌仆,甚则痉疾惊厥矣。"肝主疏泄与肾

第一章 概述

主封藏之间也存在着相互制约、相反相成的关系,尤其在女子月经定时而至和男子泄精的生理功能方面。如两者失调,则可出现女子月经周期、经量的改变,男子遗精、滑精、早泄、阳强、不射精等。可见肝肾之间有着密切的联系。而在水液代谢方面,肝脏的疏泄可以保持三焦水道的通畅,有利于肾气的气化作用。肾水的正常输布可以保持三焦通畅,有利于肝气的疏泄、条达。

三、肾与脾

肾属水,脾属土,肾为先天之本,脾为后天之本,肾与脾的关系主要是先天和后天相互滋生的关系。肾藏先天之精,必须得到后天脾胃所化生精微的不断补充和濡养;脾胃健运和化生水谷精微之功能,又必须借助于元气的激发和推动。《类经》记载:"以精气言,则肾精之化,因于脾胃;以火土而育,则土中阳气,根于命门。"肾阳为人身阳气之根本,具有温煦脾阳,促进脾胃运化、腐熟之功能。《济生方》中记载:"肾气若壮,丹田火盛,上蒸脾土;脾土温和,中焦自治。"同时,肾阳也需要脾胃所化生的水谷精微的补充,脾胃为后天之本,气血生化之源,气能生阳。肾阴为人身阴液之根本,"脾阴赖肾水以濡润",脾胃的运化功能不只赖于命门之火的温煦,而且又赖于肾水的滋润。肾阴同时也需要脾胃化生的水谷精微不断补充。脾肾不但有相生的关系,同时也有相克的关系,主要表现为土能制水。肾居下焦,为主水之脏;脾居中焦,为制水之脏。

肾水的运化、输布得到脾土的制约,水液才能安其位而不得妄行、泛溢;若脾失健运,土不制水,则肾水可以泛溢肌肤,上凌心肺。土能制水的另一个含义是土能养水。肾主封藏,赖脾胃阴精以涵育,肾阳藏纳,赖水土润燥以平衡。阴阳之间是相互为用,相互依存的。《素问》记载:"阴在内,阳之守也;阳在外,阴之使也。"肾阳布达全身,但不能散越,必须有根有制。否则,无根则脱,无制则散。肾阳的内敛、潜藏虽以肾阴为之守,但离不开脾土的摄纳、涵育。

四、肾与肺

肺肾在经脉上相互联系,《灵枢·经脉》记载:"肾足少阴之脉起于小指之下,邪走足心,出于然骨之下,循内踝之后,别入跟中,以上踹内,出腘内廉,上股内后廉,贯脊属肾,络膀胱。其直者,从肾上贯肝膈,入肺中,循喉咙,挟舌本。"生理上,肺属金,肾属水,金水相互滋生。五行之中,金能生水,肺金的清肃下行能助肾水。肺气充盛,宣发、肃降功能正常,故能输精于肾,补充肾精。水又能生金,肾水对肺金具有温煦和滋润的作用。

肺居上焦,肾居下焦,肺气的宣发、肃降功能和肾气的气化功能在水液代谢方面是相辅相成的。故《素问》有"其本在肾,其末在肺,皆积水也;肺为水之上源,肾为主水之脏"的记载。肺的宣发、肃降和通调水道,有赖于肾的蒸腾气化;肾的主水功能,亦有赖于肺的宣发、肃降和通调水道;如肺失宣肃,不能通调水道,必然累及于肾,导致尿少,甚至水肿;肾的气化功能失司,开合不利,则水泛为肿,上逆心肺而致喘咳、倚息不得平卧。可见肺肾两脏之功能失职均可导致水液代谢的紊乱。肺肾之间的阴液是相互滋生的,肾阴为人身阴液之根本,肺阴虚可损及肾阴;反之,肾阴虚亦不能上滋肺阴,反而会耗夺母气,均可导致肺肾阴虚证。

五、肾与脑

脑为奇恒之腑,位居颅内,由髓汇集而成。《素问·五脏生成篇》记载:"诸髓者,皆属于脑。"《灵枢·海论》也记载:"脑为髓之海。"关于脑之功能,《素问·脉要精微论》记载:"头者,精明之府。"《灵枢·大惑论》也记载:"五脏六腑之精气皆上注于目而为之精,精之窠为眼,骨之精为瞳子,筋之精为黑眼,血之精为络,其窠气之精为白眼,肌肉之精为约束,裹撷筋、骨、血、气之精而与脉并为系,

第一章 概述

上属于脑,后出于项中。"明确将眼的结构和功能归于脑。明代李时珍也提出"脑为元神之府"。王清任则将精神神志活动归于脑,并论述了脑之功能与脑髓的关系。《医林改错》也记载:"灵机记性在脑者,因饮食生气血,长肌肉,精汁之清者,化而为髓,由脊髓上行入脑,名曰脑髓。两耳通脑,所听之声归脑;两目系如线长于脑,所见之物归脑;鼻通于脑,所闻香臭归于脑;小儿周岁脑渐生,舌能言一二字。"

脑髓不足则可导致多种病证。如脑为髓之海,髓海不足,可出现脑转耳鸣,胫酸眩冒,目无所见,懈怠安卧;上气不足,脑为之不满,耳为之苦鸣,头为之苦倾,目为之眩。脑部的病证与肾精的关系十分密切。可见肾精充足,能够不断地补充脑髓,则脑之功能正常;如肾精不足,髓海空虚,脑失所养,又可导致眩晕耳鸣、视物昏花、健忘等病症。

六、肾与骨

骨为奇恒之腑,内藏骨髓。骨的生长、发育,依赖于骨髓的充盈及其所提供的营养。然而,骨髓为肾精所化生,肾主骨生髓。故有"肾生骨髓","肾"其充在骨"和"肾主身之骨髓"之说。

"齿为骨之余"。齿与骨同出一源,牙齿也由肾中精气所充养,故《杂病源流犀烛·口齿唇舌病源流》记载:"齿者,肾之标,骨之本也。"《温热论》中则明确指出"齿为肾之余,龈为胃之络。"牙齿的生长、发育、枯槁脱落,与肾中精气的盛衰密切相关。肾中精气充沛,则牙齿坚固而不易脱落;肾中精气不足,则牙齿易于松动,甚至早期脱落。总之,只有肾精充足,才能充养骨髓,骨骼得到精气的滋养而坚固有力,发育正常,运动有力;如肾虚精少,化源不足,骨髓空虚,不能濡养骨骼,则会导致骨质脆弱,易于骨折,儿童囟门迟闭,骨软无力,鸡胸龟背等病症。

七、肾与膀胱

肾与膀胱通过经脉相互络属,构成表里关系。膀胱主要之功能是储存津液和尿液。《素问》记载:"膀胱者,州都之官,津液藏焉,气化则能出矣。"膀胱储存的津液通过膀胱的气化作用输布全身,发挥营养、滋润作用;尿液则作为代谢废物通过膀胱的气化作用而排出体外。膀胱的这种气化津液,排泄尿液之功能依赖于肾脏的气化。

《医经精义》记载:"肾中之阳蒸动膀胱之水,于是水中之气,上升则为津液,气着于物,乃化为水,气出皮肤为汗,气出于口鼻为涕为唾,游溢脏腑之外则统称津液。实由肾阳蒸于下,膀胱之水,化而上行。"如肾气充足,能够气化津液,固摄小便,则膀胱开合有度,水液代谢能正常进行。如肾气不足,气化无权,水液内停,泛溢肌肤,则形成小便不利、水肿;如肾气不足,固摄无权,膀胱开合失度,则导致遗尿、尿频、尿失禁等病症。

八、肾与三焦

三焦具有通行元气和水液之功能,总司全身的气机和气化。故有"三焦者,决渎之官,水道出焉,气化则能出矣"之说。《难经》记载:"三焦者,原气之别使也。"三焦功能的发挥,要通过肺、脾、肾来完成。"下焦如渎",尤其是下焦之功能与肾的关系密切。"肾合膀胱、三焦",认为"肾间动气为三焦之源"。肾与膀胱相合;互为表里。肾又与三焦相合,因为三焦为"中渎之府",与膀胱的"津液之府"有类似之处,共同完成水液的代谢。而肾为水脏,因此三焦运行水液之功能主要依赖于肾。此外,三焦的畅通有利于元气的运行和水液的输布。

九、肾与胞宫、精室

胞宫属奇恒之腑,位于小腹,有主持月经、储藏精气和孕育胎儿的作用。胞宫在女子为子宫,在男子则为精室。《医经精义》记载:"女子之胞,名子宫,名血海,以其行经孕子也;男子之胞,名丹田,名气海,名精室,以其为呼吸之根,藏精之所也。"女子之胞,即子宫,位于小腹部,膀胱之后,直肠之前,呈倒梨形,为发生月经和孕育胎儿之所。"《说文》曰:"胞,儿生裹也。"可见胞宫的主要功能是主生殖,而肾藏生殖之精,先天之本,胞宫中的男精女血都依赖于肾气的充盛,均为肾精所化。故胞宫、精室的生殖功能实属肾所主。肾在经脉联系上,"冲为血海,任主胞胎",而冲任二脉都隶属于肾。故《素问·奇病论》指出:"胞络者,系于肾。"胞宫的精血与肾脏的精气通过经脉是相互沟通的。

十、肾与天癸

天癸是肾中精气充盈到一定阶段而产生的一种促进生殖功能成熟的物质。古人认为,肾属水,癸在天干中也属水,所以称为"天癸"。王冰认为:"癸为壬癸,北方水,干名也。任脉、冲脉皆奇经脉也。肾气全盛,冲任流通,精气渐盈,应时而下,天真之气降与之从事,故云天癸也。"王冰此处以女子月事为天癸,引起后世医家的争议。万密斋认为:"在男子则为精,在女子则为血。"故肖庚六引马元台语对王冰以月事为天癸的说法提出异议,说"王冰以月事为天癸者,非也,男女之精,皆可以天癸称,若以女子之血为天癸,则男子之天癸亦为血耶……男女当交媾时各有精,而行经之际方有其血"。张景岳在《质疑录·论天癸非精血》提出"天癸"非精血论,曰:"天癸之义,诸家俱以精血为解,是不译内经之旨也。经云:女子二七天癸至,月事以时下,男子二八天癸至,精气溢泻。则是天癸在先,而后精血继之,天癸非即精血之谓明矣。"王孟英则提出"天癸"与女子性欲有关,天癸至则产生欲念,天癸竭则欲念浅薄。《女科辑要·经水》按语中曰:"孩提能悲能喜,能怒能思而绝无欲念。其有情窦早开者,亦在肾气将盛,天癸将至之年。可见肾气未盛,癸水未足,则不生欲念也;如肾气衰,癸水绝,则欲念自除矣。"

天癸与肾的关系,《内经》早已明确肾气盛方能天癸至。天癸是肾精充盛的产物,男精与女血又是天癸至的结果。张景岳在《质疑录》谓:"天癸者,言天一之精气耳,气化为水,因名天癸。其在人身,是谓元阴,亦曰元气。"《医宗金鉴》记载:"天癸乃父母所赋,先天生身之真气也;精血乃水谷所化,后天成形之本也。男子二八,先天肾气盛,天癸至,与后天所生之精会合而盈;女子二七,先天肾气实,天癸至,与后天所生之血会合而盛。"《景岳全书·阴阳篇》明确地指出:"元阴者,即无形之水,以长以立,天癸是也,强弱系之,故亦曰元精。"

古人认为"天癸"即"天水",意为"先天之水"。肾为先天之本,主司元气,天癸必须得到肾气及其他脏腑精气的温煦、滋养才能不断充盈,并随着肾气衰弱而竭止。因此,天癸是由肾精充盈衍生而来,而肾精的发育以至充盈是一个渐进的、由量到质的积累过程。天癸虽属于肾气的范畴,但又不全等同于肾气。正如马元台所说天癸是"由先天之气蓄积而生"。总之,可以认为"天癸"是古人提出的一个性生理概念。古人通过宏观观察,抓住"男精""女血"这一明显生理特征,抽象出了"天癸"的概念。有人对"天癸"概念做出界定,认为:天癸是源于先天,藏之于肾,专门作用于生殖系统,促进性发育和维持性、生殖功能的一种精微物质,其主要职能是促进性征及生殖器官的发育成熟,维持性、生殖功能,参与生殖之精(包括男子的精液、女子的卵子)及月经的化生以繁衍后代。这一职能与现代医学的下丘脑-垂体-性腺轴大致相当。

第一章 概述

十一、命门说

命门一词，最早见于《灵枢·根结》，明确指出：命门者，目也。《难经·三十六难》提出"肾两者，非皆肾也，其左者为肾，右者为命门。命门者，诸精神之所舍，原气之所系也；男子以藏精，女子以系胞"之后，遂为后世医家所重视，对命门的部位及其生理功能等有所争论，提出种种不同的见解。

1. 右肾为命门说 始自《难经》肾有二枚，左肾为肾，右肾为命门之说。如《难经·三十九难》记载："其左为肾，右为命门，命门者，谓精神之所舍也。男子以藏精，女子以系胞；其气与肾通。"这是对命门的意义和生理功能进行了简要的论述。从这段论述中可以看出它包括三方面的意义：一是说明命门在人体的重要性，"精神之所舍"，是人体生命的根本，是维护生命的门户，故称命门；二是指出了它的功能，是具有男子藏精，女子系胞的重要作用，说明人体的生殖功能在于命门；三是说明肾与命门相通，两者虽有左右之分，但在生理功能上是难以分割的；也就是说，命门具有肾之功能，肾也具有命门的作用。《医学入门·脏腑赋》记载："命门下寄肾右，而丝系曲透膀胱之间，上为心包，而膈膜横连脂漫之外，配左肾以藏真精，男女阴阳攸分，相君火以系元气。疾病生死是赖。"还记载："命门即右肾，言寄者，以其非正脏也……命门为配成之官，左肾收血化精运入，藏诸命门，男以此而藏精，女以此系胞胎。"此详述了右肾为命门，且将命门与心包联系起来；进一步阐述了命门之功能是男子以藏精，女子以系胞。

2. 两肾俱称命门说 元代滑寿虽承认左肾为肾，右肾为命门，但他又认为"命门，其气与肾通，是肾之两者，其实则一尔"。明代虞抟在《医学正传》中明确提出"两肾总号为命门"。又在《医学正传·医学或问》中指出："夫两肾固为真原之根本，性命之所关，虽有水脏，而实有相火寓乎其中，象水中之龙火，因其动而发也。

寓意当以两肾总号为命门,其命门穴正象门中之枢阃,司开合之象也。"这一论点。虞氏否定了左为肾,右为命门之说,且指出了命门的重要作用"为元气之根本,性命之所关"。并认为,"若独指乎右肾为相火,以三焦之配,尚恐立言之未精也"。明代张景岳虽将命门释为在女子则为产门,在男子则为精关,但他认为"两肾皆属命门。他在《类经附翼·求正录·三焦包络命门辨》中指出:"肾两者,坎外之偶也;命门一者,坎中之奇也。以一统两,两而包一。是命门总乎两肾,而两肾皆属命门。故命门者,为水火之府,为阴阳之宅,为精气之海,为死生之窦。"张氏强调了命门在人体的重要性,借此以示人们对命门的重视。因此,在《景岳全书·传忠录》中强调:"命门为元气之根,为水火之宅。五脏之阴气,非此不能滋;五脏之刚气,非此不能发。"并强调命门之中具有阴刚、水火二气,从而发挥阴阳、水火的相互制约,相互为用的作用,所以在《类经附翼·真阴论》中指出:"命门之火,谓之元气,命门之水,谓之元精。"他的这一论点,给肾阴、肾阳的理论奠定了基础。

3. 两肾之间为命门说 两肾之间为命门说是由明代赵献可提出的。他在《素问·灵兰秘典论》中所提出之"主不明,则十二官危"的启示下,认为十二官之外,还有一个人身之主,这一人身之主,即命门。在《医贯·内经十二官论》中指出:"命门在人身之中,对脐附脊骨,自上数下,则为十四椎;自下数上,则为七椎。"《内经》记载:"七节之旁,中有小心,此处两肾所寄,左边一肾属阴水,右边一肾属阳水,各开一寸五分,中间是命门所居之宫,其右旁即相火也,其左旁即天一之真水也。此一水一火,俱属无形之气,相火禀命于命门,真水又随相火,自寅至申,行阳二十五度;自酉至丑,行阴二十五度。日夜周流于五脏六腑之间,滞则病,息则死矣。"赵氏认为命门部位是在两肾之间,他的根据有二,一是《素问·刺禁论》"七节之傍中有小心"之论;二是督脉的经穴命门穴之所在。根据《内经》这一论述,确立了命门的部位。至于命门之功能,他认为是

"一身之主",所以他在同一篇中指出:"愚谓人身别有一主,非心也。命门为十二经之主。肾无此,则无以作强而技巧不出矣;膀胱无此,则三焦之气不化,水道不行;脾胃无此,则无能蒸腐水谷,而五味不出矣;肝胆无此,则将军无决断,而谋虑不出矣;大小肠无此,则变化不行,而二便秘矣;心无此,则心明昏,而万事不能应矣。正所谓'主不明则十二官危'也。"赵氏认为命门之功能,就是真火,主持人体一身之阳气。赵氏与张景岳认为命门为真火的论点同出一辙。这种论点一直影响到清代。

4. 命门为肾间动气说 命门为肾间动气说虽然认为两肾中间为命门,但其间水非火,而只是存在着一种元气发动之机,同时认为命门并不是一个具有形质的脏器。此说者孙一奎,他认为《难经·八难》所进的肾间动气即是命门。所以,他在《医旨绪余·命门图说》中指出:"细考《灵》《素》,两肾未尝有分言者,然则分立者,自秦越人始也。考越人两呼命门为精神之舍,原气之系,男子藏精,女子系胞者,岂漫语哉?是极贵重于肾为言,谓肾间原气,人之生命,故不可不重也……越人亦曰:'肾间动气者,人之生命,五脏六腑之本,十二经脉之根,呼吸之门,三焦之原'。命门之意,盖本于此。犹儒之太极,道之玄牝也,观铜人图,命门穴不在右肾,而在两肾俞之中可见也。"命门乃两肾中间之动气,非水非火,乃造化之枢纽,阴阳之根蒂,即先天之太极,五行由此而生,脏腑以继而成。若谓属水、属火、属脏、属腑,乃是有形之物,则外当有经络动脉而形于诊,《灵》《素》亦必著之于经也。孙氏对命门的认识有三个方面:一是命门并不是一个具有形质的脏器,所以无经络之循行,又无动脉之可诊;二是命门的部位虽在两肾之间,但它不过为肾间动气之所在,是一种生生不息、造化之机枢而已;三是肾间动气虽为脏腑之本,生命之源,但不能认为是火。

综观以上对命门的种种认识,虽然对命门的形态、部位有不同的见解,但在命门的生理功能与肾息息相通的认识上是基本一致的。历代医家大多认为命门与肾同为五脏之本,内寓真阴真阳。由于明代命门学说的兴起进一步为肾阴、肾阳理论奠定了基础,因此可以认为,肾阳即命门之火,肾阴即命门之水。肾阴、肾阳,即是真阴、真阳。古代医家之所以称之"命门",无非是想强调肾中阴阳的重要性,"命门"即"生命之门"。

当代中医界对命门实质及命门与肾的关系之争论,据王新华主编的《中医基础理论》中载述:丁建国认为《难经》言"左右",其文辞有互文之意,故其义为"肾脏有两枚,肾水命火,左右以代,阴阳合璧,同居于两枚肾中,两枚肾共同体现肾脏之象—或肾水,或命火"。因此,否定了"左肾右门说",认为"命门即两肾"。潘文奎认为,命门的含义是蕴藏维系生命之物,并予以调节控制兴动之部门。内分泌系统调控着其他各系统,命门与内分泌系统的地位不谋而合。吴绪仙认为,命门即男女生殖器官(性腺),男为纯阳命门,名曰睾丸,女为纯阴命门,名曰卵巢。两者分居人身内外,各藏一息真阴真阳之气,为生命之根元,薰育之主,藏精系胞之器。朱荣华认为,命门是有关生殖、发育、生命产生等与肾关系密切的系统,命门既非虚无,又非解剖意义上的实指,而是一种特定的理论表达。命门与肾的关系,潘文奎认为两者有共同之处,也有所分歧。命门之火具有全身性之功能作用,肾阳之功能则相对较为局限。命门的生理功能主要是命门之火之功能。此外,尚有藏精、主水、主纳气、主骨、主髓、通脑等作用。命门之火上越,则可为相火,欲潜藏之则赖肾之闭藏,在此肾与命门乃控制与反馈,指挥与制约的协调平衡系。关于命门之功能,朱荣华认为,从系统论的角度看,命门的物质基础来源于父母之"真精",它是人体生命之基态,是早期生命系统的集中,它包含有人体某些精细的调控机制、密码系统。命门火的实质是人体生命生化动力系统的总概括。贾耿认为,命门的生理作用取决于元气,元气作为命门的物质基础,可以从根本上阐明命门的生理机制和生理意义。

第一章 概述

第三节 肾与经脉的关系

一、肾与冲脉

冲脉起于胞宫,为十二经之海,又为血海。《灵枢·动输篇》记载:"冲脉者,十二经之海也,与少阴之大络,起于肾下,出于气街……并少阴之经,下入内踝之后,入足下。""冲脉、任脉,皆起于胞中,上循背里,为经络之海。"冲脉之功能主要是主生殖而孕育胎儿,受"天癸"的调节。而天癸的产生又受肾精的制约,肾精盛,则天癸至;肾精衰,则天癸竭。在经脉联系上,冲脉与肾经并行,冲脉之经气随时可以得到肾气的灌注和补充。说明了肾气与冲脉之气的相互贯通。

二、肾与任脉

任脉与冲脉一样,也起于胞宫,也受"天癸"的调节。任脉总任一身之阴经调节阴经气血,为"阴脉之海":任脉循行于腹部正中,腹为阴,说明任脉对一身阴经脉气具有总揽、总任的作用,与冲脉一起调节月经,妊养胞胎。其经脉行身之前,与足少阴肾经相并而行,左右各抵五分。两者的络脉相互沟通,故任脉的气血也受肾气的调节和补充。只有肾中精血旺盛,肾气化生天癸,输注于任脉,任脉充盛而盈满,才能行使妊养胞胎之功能。

三、肾与督脉

督脉是人体奇经八脉之一,起于小腹内胞宫,下出会阴部,向后行于腰背正中,督脉总督一身之阳经,为"阳脉之海"。督脉的循行与自下而上的足少阴和自上而下的足太阳俱在腰脊的命门穴会合而入络于肾,故有"上节曰贯脊属肾,此节曰循膂络肾,犹脏脉之属脏络腑,腑脉之属腑络脏,督脉之从下而上,从上而下,皆从命门而入络于两肾也"之说。在功能上,督脉总督阳经,肾阳又为人身阳气之根本,督脉之功能往往归属于肾阳。此外,督脉与冲脉、任脉同起于胞宫,具有温煦子宫、精室的作用,因而也参与生殖过程。若督脉阳虚,则可导致宫寒不孕、精冷不育。

四、肾与带脉

《难经》记载:"带脉者,起于季肋,回身一周。"由于带脉的特殊循行线路,可与十二经脉之气相互贯通。故又有"诸脉皆属于带"之说。带脉与肾也存在络属关系,如《灵枢·经别篇》记载:"足少阴之正……上至肾,当十四椎,出属带脉。"故带脉的经气也受肾气的制约和灌注。在功能上,带脉能够约束诸脉,约束精气,与肾脏的固摄功能是一致的。如肾脏失去固摄、封藏之职,则带脉也会丧失约束之责。

第四节 肾与五官七窍等组织器官的关系

一、开窍于耳

耳为肾窍,主司听觉。耳的听觉功能依赖于肾精的充盛。盖肾主藏精,肾精充足,上充养耳;耳窍得养,则听觉灵敏、聪慧。故《灵枢·脉度》记载:"肾气通于耳,肾和则耳能闻五音矣。"耳为肾之官,肾精足则听觉聪灵,肾精虚则两耳失聪。又说:"肾主耳……在窍为耳。"耳的听觉功能之所以依赖于肾精的滋养,是由于肾藏精,精生髓,髓充脑,脑养耳之故。

二、肾开窍于二阴

二阴是指前阴、后阴,包括溺窍(尿道口)、精窍(阴道口)和魄门(肛门)。前阴具有排尿和生殖之功能,后阴主要排泄大便。溺窍的排尿功能实际上属于膀胱气化功能的一部分,而膀胱的气化功能又依赖于肾脏的气化,故肾开窍于溺窍。精窍的主要功能是生殖,而肾主生殖之精,故精窍亦为肾所主。至于魄门《素问·五脏别论》有"魄门亦为五脏使,水谷不得久藏"的记载。可见大肠的传导功能不仅与肺有关,而且与五脏均有关系,尤其是与肾脏的关系密切。故《素问·水热穴论》记载:"肾者,胃之关。"肾主封藏,司开合,魄门的启闭受肾气的制约。肾气充足,气化正常,则魄门启闭有度,大便排泄正常;如肾气亏虚,固摄无权,魄门启而不闭,则导致大便失禁、腹泻、五更泻等。

三、其华在发

"肾者……其华在发"。"华",有荣华外露之意;发泛指全身的毛发,主要为头发。"发为血之余",头发的滋养主要依靠血液。但精血同源,又能够相互化生,精足则血旺,血旺则发荣,故毛发为肾之外候。此外,肾藏精,生髓,充脑,而发生于头部,亦赖脑髓的滋养。故肾精充足,精血旺盛,发有所养,则毛发光泽、黑润,生长旺盛;若肾精亏虚,精血不足,发失所养,则毛发枯黄、发白,生长缓慢,甚至脱落。

四、腰为肾之府

肾位于腰部,脊柱两旁,左右各一。故《素问·脉要精微论》记载:"腰者,肾之府,转摇不能,肾将惫矣。"肾精不断滋养腰部,腰才能发挥其运动之功能。如肾精不足,腰失所养,则可导致腰酸、腰痛;热邪侵犯肾脏或膀胱湿热,也可损伤腰部络脉而导致腰痛。总之,中医学认为肾为先天之本,五脏六腑之根,藏精气,生髓通脑,是人体生长、发育、生殖的来源,同时也是脏腑功能及生命活动之根本。肾纳命门之火,主司肾阴肾阳,是肾脏生理活动的动力。阴阳互根,保持动态平衡。若肾阴肾阳受到先天不足、后天亏损等因素的影响而导致损害,又不能通过自身进行阴阳调整,就会产生疾病。

第二章　肾虚证

肾居腰部,左右各一,与膀胱相表里,在体合骨,其华在发,开窍于耳及二阴。肾的主要生理功能是藏精,为"先天之本",主水及主纳气。膀胱主要有储尿和排尿之功能。

肾的病变主要反映在:一是藏精的异常,以致生长、发育和生殖功能障碍,表现如腰膝酸软、耳鸣耳聋、齿松发脱,以及男子阳痿、遗精、精少,女子经少、经闭、不孕等;二是主水的异常,以致水液代谢失常及二便失常,表现如水肿、遗尿、小便失禁、五更泄泻等。此外,纳气的异常可致呼吸功能障碍,症见呼多吸少等。膀胱的病症主要为尿频、尿急、尿痛、尿闭等。

肾多虚证,有"肾无实证"之说,其虚多为阴、阳、精、气亏损。膀胱病多湿热证。

第一节　肾虚的异常信号

肾虚的症状多种多样,从身体的各个方面都能体现出肾的状态,反映出异常的信号。在此初步归纳为以下几种情况。

一、气短、气喘

《类证治裁·喘证》记载:"肺为气之主,肾为气之根,肺主出气,肾主纳气,阴阳相交,呼吸乃和。"肾中精气充沛,才能使吸入之气经过肺的肃降而下纳于肾。肺依赖于肾的协助,才能正常呼吸以吐故纳新。因肾气虚损,本元不固,失其摄之权,则吸入之气不能归纳于肾,就会出现气急、喘息、气短等肾不纳气症状,甚则出现气喘加重、伴随冷汗直冒等病变。

二、水肿

　　头面、眼睑、四肢、腹背乃至全身水肿。中医学认为"肾主水"，是肾的主要功能之一。指肾具有藏精和调节水液之功能。故《素问》记载："肾者主水，受五脏六腑之精而藏之"，"肾者水脏，主津液"，"肾为水脏"，它在调节体内水液平衡方面起着极为重要的作用。肾对体内水液的潴留，分布与排泄，主要靠肾气的"开"和"阖"（所谓肾主开阖）。"开"，主要是输出和排泄水液；而"阖"，指潴留一定量的水液在机体内。"开"和"阖"取决于肾阴、肾阳功协调。在正常情况下，由于人的肾阴、肾阳是相对平衡的，肾气的开阖是协调的，因而尿液排泄正常。如果肾出现问题，失掉"主水"之功能，难以维持体内水液代谢的平衡，则发生水肿等。

三、性功能减退

　　无论男女，凡是性功能异常，主要关系到肾，而性欲的旺与衰，与肾中的真阳关系密切。肾阳充足，命门火旺，则性欲亢进，性生活强盛而持久；而肾精亏损，命门火衰，则男子性兴趣降低，性欲降低，阳痿或阳物举而不坚，遗精、滑精、早泄，不育。女子子宫发育不良，如幼稚子宫、卵巢功能早衰、闭经、月经不调、性欲淡漠、不孕等。

四、便秘、泄泻

　　便秘的人常因排便困难出现肛裂、痔疮等。虽说大便秘结属于大肠的传导功能失常，但究其根源是因肾虚所致，因为肾开窍于二阴，主二便，大便的传导须通过肾气的激发和滋养才能正常发挥作用。泄泻，是指便泻不多，兼有大便溏薄，腹胀肠鸣，面色萎黄，神疲肢软；或黎明之前腹中微痛，肠鸣即泻，泻后痛减，形寒肢冷，腰膝酸软等多是肾阳虚。

五、夜尿频多

夜尿频多,甚至尿失禁。中医学认为肾藏精,气能固。对于正常的人来说,晚上是不起夜小便的,但是出现肾虚,肾气不固,固摄作用减弱,则会出现小儿遗尿、成人尿频、尿失禁、小便淋漓不尽等,或晚上起夜小便多。半夜的时候,如果起夜小便好几次,那很可能有点肾虚了。若是1小时就差不多上一次厕所的话,那就是更有肾虚的可能了。

六、腰膝酸痛

肾虚会引起腰膝酸痛,导致骨质疏松。《素问·阴阳应象大论》记载:"肾生骨髓",髓藏于骨腔之中,以充养骨骼,人渐至老年,肾气渐耗,肾精亏虚,不能主骨生髓,势必髓减骨枯,易患腰膝酸痛、神疲倦卧、少气懒言、口淡不渴等肾虚证。

七、肢冷畏寒

"畏寒"指有怕冷而且怕风吹的感觉。"肢冷"指四肢手足冰冷,甚至冷至肘、膝关节的症状。肾中的阳气被称为生命的真火,借助于肾阳的温煦,人体的脏腑才能够更好地维护正常功能,推动生命的各项活动。阳气旺盛的人,身体各方面的功能就强健,抵御外邪的能力就较强。反之,畏寒肢冷往往伴随腰膝酸痛,出现在神疲倦卧、少气懒言、口淡不渴的虚寒体质之人,而虚又有肾虚、肝虚、脾虚等。通常以肾阳虚表现为肢寒畏冷者居多。

八、发早白、齿动脱发

头发脱落或须发早白,牙齿松动易落等。头发是肾的外候,头发的生长状态可反映出肾的精气盛衰。肾精充足则头发旺盛,乌黑有光泽,柔软而不易折断,肾气虚衰、肾精不足,则会出现须发早白,脱发过早,毛发干枯、稀疏。"肾主骨","齿为骨之余"。肾所藏之精不足,骨髓不充盈满,可出现牙齿脱落,老人牙根不充松动。或容颜早衰眼袋、黑眼圈,肤色晦暗无光泽,肤质粗糙、干燥,出现皱纹,色斑,中年暗疮,肌肤缺乏弹性;嗓音逐渐粗哑,女性乳房开始下垂,腰、腹脂肪堆积;男性早秃等。

九、记忆衰退

肾最主要之功能是藏精,主骨生髓,脑为髓之海。所以肾精亏损,或年老渐少,髓海空虚,脑海不满,脑髓不能依赖肾精的充养,以至于在脑力方面表现为记忆力下降,注意力不集中,精力不足,工作效率降低;在情志方面出现情绪不佳,头晕,易怒,烦躁,焦虑,抑郁等;在意志方面表现为缺乏自信,工作没热情,生活没激情等;食欲缺乏,或健忘失眠。

十、听力减退、耳鸣

《灵枢·脉度篇》记载:"肾气通于耳,肾和则耳能知五音矣。"《灵枢·口问篇》记载:"耳者宗脉之所聚也。""肾藏精生髓,髓聚而为脑"。脑为髓海,为肾精化生。耳为人体的听觉器官,又有"肾开窍于耳"之说,人的听觉功能依赖肾的精气作为物质基础。中医学认为,人的耳朵就像一个倒置的胎儿,人体的每一个器官和部位在耳朵上都有相应的代表点。所以,耳和全身的关系非常密切。肾虚可致使髓海不足,脑失所养,出现头晕伴有耳鸣,听力减退。

十一、视力减退

视力减退,视物模糊。中医学认为"瞳仁属肾"。肾精亏损,不能养目,故感疲劳,乏力,视力减退。

第二章 肾虚证

十二、五迟五软

肾气的盛衰,直接与人的生长、发育、衰老和生殖能力有关。故肾称之为"先天",或称"肾主先天""肾为先天之本",这说明肾为发育生殖之源。在孕育之初,如果父母的肾气充盈,先天禀赋好,那么生育出来的孩子就会生机旺盛,抗病能力强。相反,父母体弱多病,精血亏虚,生育出来的孩子就会脾肾虚弱,发育迟缓,甚至疾病缠身。明代医学家汪绮石认为:"因先天者,指受气之初,父母成年已衰老,或乘劳入房,精血不旺,致令所生之子天弱。"就是说孕育之始,如果父母体弱多病,精血亏虚,或酒后行房,或年龄很大才开始要孩子,生下来的孩子就会出现肾精亏虚的情况。

中医学认为,先天禀赋不足是导致子女肾虚的主要原因。生活中,有些小孩生下来后就没有头发或头发稀少,长大后也仍然稀疏难长;有的小孩牙齿长得很晚;有的长到两三岁,仍站不稳,行走无力;有的小孩满周岁后,头项仍软弱下垂、咀嚼无力、时流清涎、手不能握拳。这些现象中医称为"五迟五软"。"五迟"(站立、行走、长发、生齿、说话都比正常婴幼儿要晚得多),"五软"(头项、口、手、足、肌肉均痿软无力),或"解颅"(头缝裂开不合、前囟宽大)等症。解颅是病证名,出于《诸病源候论》。又名囟开不合、囟解。指小儿到一定年龄,囟门应合而不合,头缝开解以致囟门较正常为大,或可见囟门部稍稍隆起。正常小儿的颅骨缝,大都在出生6个月间时,开始骨化,后囟在2～4个月时闭合,前囟在12～18个月时闭合。如延迟不合,多由父母精血不足,以致小儿先天肾气虚弱,不能充养脑髓而成。多见于脑积水、佝偻病等,都与肾虚、先天不足有关。治疗以培补气血,滋肾充髓。

第二节 肾虚证的证候

中医学认为：肾藏精，主水，主骨，主纳气，开窍于耳，具有司二便等功能。肾藏精，是指生命的基本物质是藏之于肾的，其分先天之精和后天之精，两者结合，储藏于肾，供给人体生长、发育和生殖的需要。发育到青春期时，肾的精气开始旺盛，女子有月经来潮，男子有精液排泄，性功能也逐渐成熟，这些都与肾的精气有关。随着人体的衰老，肾的精气逐渐衰减，性功能减退。

在生理上，中医所说的"肾"并不等同于西医的"肾脏器官"，而是一个更广泛的概念。其功能散在于内分泌、泌尿、生殖等系统之中。肾虚并非都是肾脏出了毛病。肾虚分成广义的肾虚和狭义上的肾虚，人们常说的"肾虚"，实际上是狭义的肾虚，如遗精、阳痿、早泄、性冷淡、不育、不孕等。广义上的肾虚是指中医证型，如具有腰膝酸软、耳鸣耳聋、头晕乏力、小便频多等可以属于中医的肾虚证的范围。由此本节对肾虚证的证候加以叙述。

中医把肾虚分为肾阳虚、肾虚水泛、肾阴虚、肾精不足、肾气不固 5 种。

一、肾阳虚证

肾阳虚证是指肾阳虚衰，温煦失职，气化失权所表现的一类虚寒证候。症状包括：面色㿠白或黧黑，腰膝酸冷，形寒肢冷，尤以下肢为甚，神疲乏力，男子阳痿、早泄、精冷；女子宫寒不孕、性欲减退，或见便泻稀溏，五更泄泻或小便频数、清长，夜尿多，舌淡，苔白，脉沉细无力，尺部尤甚。此证由于肾阳虚衰，生殖功能减退，出现腰膝酸冷，面色黧黑，男子阳痿早泄，女子宫寒不孕和性欲减退等症。或火不生土或气化失权出现便稀，五更泻，或小便频数清长，夜尿多等；并见有阳虚生寒之象，如神疲肢冷，面色㿠白，舌淡苔白,脉沉细无力等。

二、肾虚水泛证

肾虚水泛证是指肾阳亏虚,气化失权,水湿泛溢所表现的证候。症状包括:身体水肿,腰以下尤甚,按之没指,畏寒肢冷,腰膝酸冷,腹部胀满,或见心悸气短,或咳喘痰鸣,小便短少,舌质淡胖,苔白滑,脉沉迟无力。此证多见温化失权,水湿泛溢,出现水肿、腹部胀满、小便短少,或凌心犯肺的心悸、咳喘痰鸣等;并见有肾阳虚之象,如腰膝酸冷,舌质淡胖,苔白滑,脉沉迟无力等。

三、肾阴虚证

肾阴虚证是指肾阴亏损,失于滋养,虚热内生所表现的证候。症状包括:腰膝酸软而痛,眩晕耳鸣,齿松发脱,男子遗精、早泄,女子经少或闭经,或见崩漏,失眠,健忘,口咽干燥,五心烦热,潮热盗汗,或骨蒸发热,颧红,形体消瘦,小便黄少,舌红少津,少苔或无苔,脉细数。此证多有肾阴亏虚,脏腑组织、官窍失养及精室受扰的表现,如腰膝酸软而痛,眩晕耳鸣,齿松发脱,失眠健忘,男子遗精、早泄,女子经少经闭或崩漏等。并有阴虚内热的一般见症,如口咽干燥,五心烦热,潮热盗汗,骨蒸颧红,形瘦,尿少,舌红少津,少苔或无苔,脉细数等。

四、肾精不足证

肾精不足证是指肾精亏损,表现以生长发育迟缓,生殖功能低下,早衰为主症的证候。

症状包括:小儿发育迟缓,身体矮小,囟门迟闭,智力低下,骨骼痿软,动作迟钝;男子精少不育,女子经闭不孕,性功能低下;成人早衰,耳鸣耳聋,健忘恍惚,两足痿软,发脱齿摇,神情呆钝,舌淡,脉细弱。因肾精不足,不能化气生血,充肌长骨,故小儿发育迟缓,身体矮小,囟门迟闭,骨骼痿软无以充髓实脑,故智力低下。此证由于肾精不足,生殖无源故男子精少不育,女子经闭不孕;肾之华在发,精不足则发易脱;齿为骨之余,精失充则齿摇早脱。肾开窍于耳,脑为髓海,精少则髓亏,故有耳鸣耳聋,健忘恍惚,神情呆钝等症。舌淡,脉细弱,为肾精不足之象。

肾精不足证与肾阴虚证同属阴精亏损的证候,但肾阴虚证必兼阴虚内热的表现,而肾精不足证则无,故是此二证的主要区别。

五、肾气不固证

肾气不固证是指肾气亏虚,封藏固摄功能失职所表现的证候。症状包括:腰膝酸软,神疲乏力,耳鸣失聪,小便频数而清,或尿后余沥不尽,或遗尿,或夜尿频多,或小便失禁,男子滑精早泄,女子月经淋漓不尽,或带下清稀而量多,或胎易滑,舌淡,苔白,脉弱。此证由于肾气亏虚,失于充养,故见腰膝酸软,神疲乏力,耳鸣失聪,舌淡苔白,脉细数等症。肾失封藏固摄,故见小便频数清长、余沥不尽、遗尿失禁、夜尿频多等;或见男子滑精、早泄,女子月经淋漓不尽、带下清稀量多、胎动易滑等症。

肾气不固有五个方面,由于肾藏精,主生殖,肾又主水,并司二便。因年幼而肾气不充、先天不足,或劳倦内伤、肾气大伤,或年高而肾气衰惫,或久病气虚伤及于肾,以致肾气亏虚,封藏固摄之权失职时,除可有腰膝酸软、神疲耳鸣等肾虚的一般症状外,主要以下元不固为证候特点,而可表现为精液、经带、胎儿、小便、大便等的不能控摄。

1. 肾精不固 肾虚封藏失职,在男子主要表现为精关不固,见遗精、滑精、早泄等症。

2. 经带不固 肾虚冲任亏损,在女子可以表现为带下清稀量多,或月经淋漓不尽,甚至血崩漏下等症。

3. 胎气不固 由于肾虚血海不足,带脉失固,胎气不举,则易出现滑胎、小产，或怀孕而见阴道漏血等病变。

4. 小便不固 由于肾气亏虚，膀胱失约，故小便不禁，或尿后余溺不尽，或夜间遗尿，或为小便浑浊如米泔等。多见于小儿肾气未充，或年高体弱，或病久肾气极其亏虚者。

5. 大便不固 肾关失约，不能固摄后阴，可表现为久泻不止，滑泄失禁，或五更泄泻等症。

肾气不固证以下元不固的症状为特征性表现，阴虚而热、阳虚而寒的症状一般均不甚明显。若并有畏寒肢冷，或烦热咽干等阳虚或阴虚证候者，则辨证应有阳虚或阴虚。肾气不固所致病症，自当以固摄肾气为主，正如《景岳全书·新方八阵·七固略》所提出："固方之制，固其泄也……久遗成淋，而精脱于下者，宜固其肾；小水不禁者，宜固其膀胱；大便不禁者，宜固其肠脏……在下者、在里者，皆宜固精，精主在肾也。然虚者可固，实者不可固；久者可固，暴者不可固。当固不固，则沧海亦将竭；不当固而固，则闭门留寇也。"

第三节 肾无实证说

肾无实证的说法，自宋代医家钱乙提出"肾主虚，无实也"之说，对后世影响颇深。有关肾实证及其病理变化，一直被后世许多医家忽视。但中医文献关于肾实证的记载可溯源至《内经》，如《灵枢·本神》谓："肾气虚则厥，实则胀。"《灵枢·胀论》曰："肾胀者，腹满引背央央然，腰髀疼。"《素问·调经论》曰："志有余则腹胀，飧泄。"意思是说，因肾藏志，故志有余实乃肾有余、肾实之谓也。华佗在《中藏经·论肾脏虚实寒热逆顺生死之法》记载："实则烦闷，脐下肿，热则舌干口焦而小便涩黄。"明代张景岳在《景岳全书·传忠录》中指出："肾实者，多下焦壅闭。或痛或胀，或热见于二便。"另在《千金方》《圣济总录》《太平圣惠方》等著作中，尚记载有治疗肾实证的泻肾汤、泻肾大黄汤、泻肾玄参散等方剂。由此可见,肾实证在临床上是客观存在的。

一、肾有实证

肾有实证,那么,肾实证有哪些方面?从肾实证之病理机制来看,可归纳以下三个方面:一是外邪入侵犯肾;二是他脏有病影响及肾;三是肾本脏内伤,邪气盛实。而常见的肾实证有风寒湿邪内着于肾经者,称为"肾着",表现为腰部酸痛,腹胀痛拒按,小腹拘急,大便秘结,小便不利,经闭痛经,脉沉实有力;有湿浊困肾者,则表现为少尿或尿闭,头痛而晕,视物朦胧,耳鸣耳聋,甚则神昏痉厥,不省人事,此者病程较长,湿浊留滞,久之则为溺毒,形成危重证候;有湿热蕴肾者,可表现为小便色黄或赤或白浊,尿频,尿急,尿涩,灼热而痛,甚则痛连腰背,口干口苦,脸面或全身水肿,或出现尿砂石,脉弦数;有瘀血阻肾者,表现为腰背疼痛,或有压痛,活动障碍,阳痿不举。此外,尚有肾经气化失常的"水肿"等。

二、膀胱湿热证

膀胱湿热证是指湿热蕴结膀胱,气化不利所表现的以小便异常为主症的一类证候。在三焦辨证中属下焦病证的范围。其出现尿频尿急,小腹胀痛,尿道灼热,小便黄赤短少,或浑浊,或尿血,或有砂石,可伴有发热,腰部胀痛,舌红,苔黄腻,脉滑数。此证有尿频、尿急、尿痛,尿短黄或浑浊,尿血或有砂石,腰及小腹胀痛等,是湿热蕴结膀胱,气化不利所致。发热,舌红,苔黄腻,脉滑数等则是湿热之征。

总之,肾实证并不少见,其脉因证治,不可忽视。不能简单地把实证归咎于膀胱,把虚证责之于肾,必须详细审证,认真辨析,才不至于犯"虚虚"和"实实"之误。

第三章　中药补肾养肾

肾藏先后天之精,肾精化为肾气,其中对机体有温煦、激发、兴奋、蒸化、封藏和制约阴寒等作用者称之为肾阳,亦称为元阳、真阳、真火;对机体有滋润、宁静、成形和抑制过度阳热等作用者称之为肾阴,亦称为元阴、真阴、真水。肾阳能促进人体的新陈代谢即气化过程,促进精血、津液的化生并使之转化为能量,使人体各种生理活动的进程加快,产热增加,精神振奋;肾阴则抑制或减缓人体的过度的新陈代谢过程,使精血津液转化为能量减少,人体各种生理活动的进程减慢,产热相对减少,并使气聚成形而为精血津液,精神也趋于宁静内守,两者相反相成,共同调节控制着人体的脏腑功能活动和精血津液的代谢过程。

中医学认为,肾为先天之本,生命之源,有藏精主水、主骨生髓之功能,所以肾气充盈,则精力充沛,筋骨强健,步履轻快,神思敏捷,肾气亏损则阳气虚弱,腰膝酸软,易感风寒,生疾病等。肾虚又有肾阴虚和肾阳虚之分,对人体各个脏腑起滋补、润泽作用的称之为肾阴;对各个脏腑活动起温煦、推动作用的称之为肾阳。根据不同的症状做不同的调治。本章以中药补肾养肾来调治日积月累的肾虚证。但切不可因急于求成而用大补之药进补,或用成分不明的补肾壮阳药物,走出补肾的误区。

第一节　补肾阴药

凡能养阴生津,以治疗阴虚证为主要作用的药物称补阴药或养阴药、滋阴药。本类药物药性多甘寒质润,故有滋养阴液、生津润燥的作用,主入肺、胃、肝、肾经,又分别具有润肺阴、养胃阴、滋肝阴、补肾阴的作用。肾阴虚,是肾脏阴液不足表现的证候,多由久病伤肾,或禀赋不足房事过度,或过服温燥劫阴之品所致。肾阴虚主要表现为腰膝酸软,两腿无力,眩晕耳鸣,脱发齿松,盗汗、失眠,梦呓磨牙,口干,尿黄,大便干燥,男子阳强易举或阳痿、早泄、遗精,妇女经少经闭,或见崩漏,形体消瘦,五心烦热,潮热盗汗,咽干颧红,溲黄便干,舌红少津,脉细数。补阴药大多甘寒滋腻,凡脾胃虚弱,痰湿内阻,腹满便溏者不宜用之。

一、地黄

【来　源】《本草图经》。地黄,为玄参科多年生草本植物地黄的根,经加工而成。

【药　性】甘,微温。归肝、肾二经。

【功　效】补血滋阴,益精填髓。

【适应证】

1. 心肝血虚,眩晕心悸　地黄甘温滋润,养血力强,为养血补虚之要药。用于血虚心肝失养,面色萎黄或苍白,眩晕心悸,失眠等症,常与补血活血的当归合用,既能增强补血之效,又兼有补而不滞之妙;加入当归、川芎、白芍,为四物汤,则补血调血之力更强,用于血虚诸症,每以其加减为用。血虚兼气虚者,宜配人参气血双补,为《景岳全书》两仪膏;气血双亏较甚,心悸怔忡,气短乏力,与人参、白芍、当归、白术等益气养血之品合用,以增强药力。

2. 月经不调,崩漏下血　地黄味甘微温,质滋静守而善补血养阴,女子以血为本,血虚、血瘀常致月经不调,故地黄亦为治月经不调要药,对血虚无滞者尤宜。与当归、川芎、白芍等合用,以补血行滞调经;对月经不调诸症,可随证加减调治。与黄芪、人参合用,用于血虚兼气虚不摄,月经先期而至,量多色淡者;与桃仁、红花合用,用于兼瘀血阻滞,月经量多色紫、质黏有块者;与艾叶、炮姜、鹿角胶合用,用于血虚夹寒者;与当归、黄连合用,用于冲任虚损,血虚有热之月经不调,不孕。

地黄黏润性缓,炒炭后又能止血。治妇女经水过多兼血虚者,多与白芍、当归、芥穗炭等合用,有补血止血调经之妙;妇女崩漏日久,致阴血双亏,宜与阿胶、艾炭、海螵蛸、山茱萸等合用,以增强药力。

3. 妊产诸疾　地黄甘温入肝,补血滋阴,常用于妊产诸疾。与人参、白术、当归、续断、砂仁等合用,用于气血双亏之胎动不安或屡惯堕胎,以补气养血,益肾固胎;与当归、人参、阿胶、肉桂等合用,用于产后血虚,少腹疼痛;与山茱萸、巴戟天、炮姜、橘红合用,用于妇人产后呕吐,具有温肾补虚,和胃止呕之功效。

4. 肾阴亏虚,腰膝酸软,遗精盗汗　地黄甘温入肾,质润滋腻,滋补肾阴,为治肾阴亏虚要药。配山茱萸、山药、泽泻等药,滋阴壮水制火,用于肾阴亏虚,虚火偏亢所致腰膝酸软、头晕目眩、耳鸣耳聋等;配猪脊髓、知母、黄柏、龟甲,用于肾阴亏虚,相火妄动之骨蒸潮热,盗汗梦遗,尺脉有力者。

地黄善补阴血,性微温,平和而不伤阳,故与枸杞子、山药、附子、肉桂等滋阴壮阳药合用,用于肾阳虚衰所致诸症,寓"阴中求阳"之意。

5. 精亏髓少,头晕目眩,须发早白　地黄味甘微温,入肝、肾二经,能补血滋阴,生精填髓,用于肝肾不足,精血亏虚诸症;与枸杞子、菊花、山茱萸、山药等合用,用于精血亏虚,眩晕耳鸣者;与制何首乌、怀牛膝、菟丝子、枸杞子等合用,用于精血不足,健忘早衰,须发早白,有益精血乌须发之功;配狗脊、龟甲、锁阳等药,用于精亏髓少致小儿发育迟缓,五迟五软,以补精益髓,强筋壮骨。

6. 肾虚喘咳　肾主纳气,地黄滋阴补肾,用于肾虚喘咳。地黄与当归、甘草合用,治肝肾亏损之喘急气短;地黄配五味子、山药、山茱萸等药补肾纳气,用于肾虚喘逆;配半夏、陈皮、茯苓、当归合用,用于肾虚咳喘,痰多者;配麦冬、五味子等药,用于肺肾阴虚,咳嗽喘逆，潮热盗汗者，敛肺纳肾。

7. 消渴 地黄甘润入肾，滋阴力强，用于津亏消渴等证，尤宜下消。对于消渴轻证，单用大量水煎服即效，但一般多入复方。与山药、山茱萸、泽泻等合用，用于证属肾阴亏虚者，兼气虚者；配知母、黄柏，用于证属阴虚火旺者；火盛者当与石膏、黄连、天花粉等清热降火生津之品配伍。

8. 目睛涩痛等症 肝开窍于目，地黄甘温入肝，能滋肝阴以濡养目窍，与枸杞子、菊花、山茱萸等药配伍，用于阴虚精亏，目睛失养所致眼目昏花，视物不清，目睛涩痛等症，以滋养肝肾，益精明目；地黄配菊花、防风、决明子等药，用于肝虚风热上扰，目睛涩痛，迎风流泪，以祛风散热，养肝明目。

《药品化义》记载："熟地，藉酒蒸熟，味苦化甘，性凉变温，专入肝脏补血。因肝苦急，用甘缓之，兼主温胆，能益心血，更补肾水……安五脏，和血脉、润肌肤、养心神、宁魂魄，滋补真阴，封填骨髓，为圣药也。取其气味浓厚，为浊中浊品，以补肝肾。故凡生地黄、熟地黄、天冬、麦冬、炙龟甲、当归身、山茱萸、枸杞子、牛膝皆黏腻濡润之剂，用滋阴血，所谓阴不足者，补之以味也。"地黄分鲜、生、熟3种，均能滋阴生津，治阴血津液亏虚诸证。但鲜、生地黄甘苦大寒，滋阴力稍逊，而清热凉血止渴除烦之功过之，且滋腻性较小，血热阴亏属热邪较盛者多用；干地黄，甘寒质润，长于滋阴而清热凉血力较鲜生地黄为逊，滋腻性亦较小，凡血热津亏或精血阴液亏虚有热者宜用；熟地黄则味甘性微温，功专养血滋阴，填精益髓，凡一切精血阴液亏虚偏寒或热不甚者宜之，且滋腻性强，常与少量砂仁或陈皮同用，以保胃气，促进药力吸收。

【用法用量】 水煎服，10～30克。入丸、散、膏剂适量。

【注意事项】 熟地黄甘润黏腻性较生地黄更甚，能助湿滞气，妨碍消化，凡气滞痰多、脘腹胀痛、食少便溏者忌服。

二、黄精

【来　源】《名医别录》。黄精,为百合科多年生草本植物黄精、滇黄精或多花黄精的根茎。多为野生。古人认为乃灵芝草之类,以其得坤土之精粹,获天地之精粹,故名黄精。

【药　性】　甘,平。归脾、肺、肾三经。

【功　效】　滋阴润肺,补脾益气。

【适应证】

1. 阴虚肺燥,劳嗽咯血　黄精味甘平,既补肺阴、润肺燥,又滋肾阴、益肾气,用于肺阴不足,燥咳少痰,舌红少苔,可单用熬膏服,或配沙参、麦冬、知母、川贝母、地黄等合用,用于肺劳咯血;与生地黄、阿胶、三七、天冬、百部等合用,用于肺肾阴虚而致潮热盗汗,劳嗽咯血,虚羸少气等;与枸杞子合用,炼蜜为丸,具有补虚而益精气,润肺以止咳之功效。

2. 精血亏虚,内热消渴　黄精甘平,能补诸虚,填精髓。《本经逢原》:"黄精,宽中益气,使五脏调和,肌肉充盛,骨髓强坚,皆是补阴之功效。"与熟地黄、枸杞子、制何首乌、当归等合用,用于病后虚羸,精血亏虚,眩晕心悸,须发早白,腰膝酸软;与天冬、柏叶、苍术、地骨皮等合用,用于肾虚精亏而致须发白,腰膝酸软者,以曲和糯米酿酒饮服,具有壮筋骨,益精髓,乌须发之功效;与生黄芪、山药、天花粉、五味子、生地黄、麦冬等益气养阴、生津止渴药合用,用于阴虚内热,消渴多饮者。

3. 脾胃虚弱,食少倦怠,口干舌红　黄精味甘性平,既补脾阴,又益脾气,为平补气阴之良药。与党参、白术、茯苓等益气健脾药合用,用于脾胃气虚,倦怠乏力,食欲不振,脉象虚软者;与党参、淮山药合用,用于脾胃虚弱,体倦无力者;与玉竹、麦冬、石斛、山药、乌梅、五味子等合用,用于脾胃阴虚,口干食少,饮食无味,大便干燥,舌红无苔者。

【用法用量】 水煎服,10～30克,熬膏或入丸、散服。

【注意事项】 本品质地滋腻,可助湿碍胃,故痰湿壅滞,中寒便溏、气滞腹胀者不宜服用。

三、玄参

【来　源】 《神农本草经》。玄参,李时珍谓:"玄,黑色也。其茎微似人参",故名玄参。为玄参科多年生草本植物玄参的干燥根,多为栽培品。

【药　性】 甘、苦、咸,寒。归肺、胃、肾三经。

【功　效】 清热凉血,滋阴解毒。

【适应证】

1. 温邪入营,内陷心包,温毒发斑 玄参,寒,入血分,功能清热凉血。《本草正义》:"玄参,禀至阴之性,专主热病,味苦则泄降下行,故能治脏腑热结等证。味又辛而微咸,故直走血分而通血瘀。亦能外行于经,而消散热结之痈肿。寒而不峻,润而不腻,性情与知、柏、生地近似,而较为和缓,流弊差轻。"用于温病热入营分,身热夜甚,心烦口渴,舌绛脉数,常与生地黄、水牛角、麦冬等合用;与水牛角、连翘心、竹叶卷心等合用,用于温病邪陷心包,神昏谵语;与水牛角、石膏、知母等合用,用于温热病,热入营血,气分热邪未罢而气血燔,发斑发疹。

2. 热病伤阴,烦渴便燥,骨蒸劳嗽 玄参甘寒质润,又能养阴清热、生津润燥。《药品化义》记载:"戴人谓肾本寒,虚则热。如纵欲耗精,真阴亏损,致虚火上炎,以玄参滋阴抑火。凡头疼、热毒、耳鸣、咽痛、喉风、瘰疬、伤寒阳毒、心下懊侬,皆无根浮游之火为患,此有清上澈下之功效。凡治肾虚,大有分别,肾之经虚则寒而湿,宜温补之;肾之脏虚则热而燥,宜凉补之;独此凉润滋肾,功胜知、柏,特为肾脏君药。"常与沙参、麦冬、柏子仁等合用;与牡丹皮、酸枣仁、莲子心等合用,用于热病伤阴,咽干口渴,心烦不寐;与生地黄、麦冬合用,用于温病伤阴,津少口渴,肠燥便秘;与百合、贝母、生地黄等合用,用于肺肾阴虚,虚火上炎,骨蒸潮热,劳嗽咯血。

3. 咽痛目赤,瘰疬痰核,痈肿疮毒 玄参苦寒,有清热降火、解毒利咽、软坚散结之功效。《神农本草经》记载:"主腹中寒热积聚,女子产乳余疾,补肾气,令人明目。"与连翘、牛蒡子、板蓝根等合用,用于外感瘟毒,热毒壅盛所致咽喉肿痛,痄腮喉痹,大头瘟疫;与升麻、防风、桔梗等合用,用于风热上攻,咽喉肿痛;与羚羊角(代)、栀子、大黄等合用,用于肝经热盛,目赤肿痛;与菊花、防风、赤芍等合用,用于肝经风热,目赤涩痛,羞明多泪,与贝母、牡蛎合用,用于痰火郁结,瘰疬痰核。

《医学衷中参西录》记载:"玄参,味甘微苦,性凉多液,原为清补肾经之药。又能入肺以清肺家烁热,解毒消火,最宜于肺病结核,肺热咳嗽。《本经》谓其治产乳余疾,因其性凉而不寒,又善滋阴,且兼有补性,故产后血虚生热及产后寒温诸症,热入阳明者,用之最宜。愚生平治产后外感实热,其重者用白虎加人参汤,以玄参代方中知母,其轻者用拙拟滋阴清胃汤亦可治愈。诚以产后忌用凉药,而既有外感实热,又不得不以凉药清之,惟石膏与玄参,《本经》皆明载治产乳,故敢放胆用之。然石膏又必加人参以辅之,又不敢与知母并用。至滋阴清胃汤中重用玄参,亦必以四物汤中归、芍辅之,此所谓小心放胆并行不悖也。《本经》又谓玄参能明目,诚以肝开窍于目,玄参能益水以滋肝木,故能明目。且目之所以能视者,在瞳子中神水充足,神水固肾之精华外现者也,以玄参与柏实、枸杞并用,以治肝肾虚而生热,视物不了了者,恒有捷效也。"

【用法用量】 水煎服,10~15克。

【注意事项】 玄参性寒而滞,脾胃虚寒,食少便溏者不宜服用。反藜芦。

四、石斛

【来　源】《神农本草经》。石斛,附石而生,花大,唇瓣矩圆形,茎部有短爪,形似斛状,故名石斛。为兰科多年生草本植物环草石斛、马鞭石斛、黄草石斛、铁皮石斛或金钗石斛的茎。野生与栽培均有。

【药　性】甘,微寒。归胃、肾二经。

【功　效】养阴清热,益胃生津,明目。

【适应证】

1. 津伤烦渴,内热消渴　石斛味甘性寒,入胃经,善于养胃阴,生津液,止烦渴。《本草通玄》记载:"石斛,甘可悦脾,咸能益肾,故多功于水土二脏。但气性宽缓,无捷奏之功,古人以此代茶,甚清膈上。"与生地黄、麦冬、天花粉、参叶等合用,以养阴生津,清热除烦,用于热病伤津,低热烦渴,咽干口燥,舌红少苔等证;与沙参、扁豆、麦冬、白芍、竹茹等合用,用于杂病胃阴不足,饮食不香,胃中嘈杂,胃脘隐痛或灼痛,干呕或呃逆,舌光少苔者;与橘皮、枳壳、藿香、牡丹皮、赤芍、茯苓、扁豆等合用,用于胃热不清,胃阴不足,呕吐不食者;与天花粉、南沙参、麦冬、玉竹、山药、甘蔗等合用,用于胃水炽盛,胃阴不足,消谷善饥的中消证。

2. 阴虚发热　石斛甘寒,入肾经,能滋肾阴,退虚热。与生地黄、麦冬、玄参等合用,用于肾阴不足,阴虚津亏,虚热不退,咽干而痛,舌红少津之证;与生地黄、麦冬、玄参、黄芪合用,用于气阴不足,低热不退,心烦口渴,倦怠乏力者。

3. 肝肾阴虚,目暗昏花　石斛入肾经能补肾益精明目。与枸杞子、菊花、熟地黄、生地黄、菟丝子、麦冬、决明子等合用,用于肝肾阴虚,眼目失养而致神水宽大渐散,目暗昏花者;与淫羊藿、苍术合用,用于肝肾亏虚夹湿之雀目,症见眼目昼视精明,暮夜昏暗,视不见物者。

4. 肾虚痿痹，腰脚软弱 石斛能补肝肾，强筋骨。与熟地黄、牛膝、杜仲、续断、桑寄生、五加皮等合用，用于肝肾不足，筋骨痿软，腰膝无力者；与牛膝、地黄、枸杞子、木瓜、白芍、酸枣仁等合用，用于产后肝肾不足，阴血亏虚，腰腿酸痛者。

5. 吐血，咳喘 石斛能清热养阴生津。与北沙参、玉竹、川贝母、麦冬等合用，用于肺脾两伤，营卫亏虚而致吐血、咳逆喘急和舌色光红者；与沙参、玉竹、瓜蒌皮等合用，用于肺气久虚，燥咳不止，低热不退者。

【用法用量】 水煎服，10～15克（鲜品15～30克），干品入汤剂宜先煎。不同品种的石斛作用不同。铁皮石斛滋阴生津除热之力最佳；金钗石斛作用较弱；霍山石斛适用于虚人老人津液不足、不宜大寒者；耳环石斛生津而不寒凉，可以代茶。

【注意事项】 本品能敛邪，故温热病不宜早用；又能助湿，若湿温病尚未化燥伤津者，以及脾胃虚寒，大便溏薄，舌苔厚腻者均忌用。

五、桑椹

【来　源】 《新修本草》。桑椹为桑科落叶乔木植物桑的果穗。

【药　性】 甘、酸，温。归心、肝、肾三经。

【功　效】 滋阴补血，生津润肠。

【适应证】

1. 眩晕耳鸣，须发早白 桑椹甘寒质润、善滋补阴血。《滇南本草》记载："益肾脏而固精，久服黑发明目。"常与何首乌、女贞子、墨旱莲、杜仲等合用，用于肝肾不足，阴血亏虚之腰膝酸软、眩晕耳鸣、目暗昏花、须发早白等症。因其甜美可口，药力平和，故可常用久服，单用水煎过滤取汁加蜂蜜熬膏服或用干品研末蜜丸服均可取效。

2. 血虚经闭 桑椹与补血活血的鸡血藤、红花合用,黄酒和水煎服,用于阴血亏虚所致的经闭不行。

3. 津伤口渴,内热消渴 桑椹甘寒滋润,生津止渴,对各种原因所致的津伤口渴和内热消渴,多与滋阴生津的生地黄、熟地黄、石斛、麦冬、玉竹、沙参等合用;热甚者,酌加天花粉、生石膏、知母、天冬等清热生津之品;兼气虚者,与西洋参、太子参、生黄芪等补气生津之品相伍。

4. 肠燥便秘 桑椹滋阴养血,生津润燥,治大肠津亏之大便秘结可用。对于轻症,单用大量水煎取汁,并酌加适量冰糖服即可。症状较重者,可与生何首乌、肉苁蓉、黑芝麻、火麻仁等配伍。兼气滞腹胀,或体弱肠运无力者,方中少加枳壳等行气之品。

【用法用量】 10~15克,煎汤,熬膏,浸酒,入丸、散,或生啖。桑椹膏10~30克,温开水送服。

【注意事项】 桑椹为补血之要药,能润肠通便。但其性味甘寒,长于滋阴补血,常用于阴虚血亏之口干、消渴及肝阴不足、肝阳上亢之眩晕、失眠、目暗昏花,肝肾不足之须发早白。

脾胃虚寒腹泻者勿用。

六、黑芝麻

【来　源】《神农本草经》。黑芝麻,为芝麻科一年生草本植物芝麻的干燥成熟种子。

【药　性】 甘,平。归肝、肾、大肠三经。

【功　效】 补益精血,润燥滑肠。

【适应证】

1. 须发早白 黑芝麻甘润而平,能补肝肾,益精血,故常用于肝肾亏虚,精血不足引起的须发早白,头晕眼花之症,单用本品即可。因黑芝麻药力平和,寒热适中,香美可口,不伤脾胃,可作为食疗久服。单味蒸熟或炒香研末服,或与枣膏及蜂蜜为丸服,或与粳米煮粥及白面烙饼均可。《本草纲目》说,以黑芝麻九蒸九曝,水煎和粳米煮粥食之,可益气力,坚筋骨,用于五脏虚损;以黑芝麻与霜桑叶等份为末,以糯米饮捣丸或炼蜜为丸,用于肝肾不足而致时发目疾、皮肤燥涩;黑芝麻与何首乌、菟丝子、生地黄、杜仲、牛膝、女贞子等相配伍,用于因肝肾亏虚引起的须发早白,头晕眼花,腰膝无力,夜尿频数者,以补肝肾、益精血、乌须发。

2. 血虚眩晕 黑芝麻滋阴养血,可止晕定眩。常用于因失血、热病灼伤营血、虚火炽盛或心脾两虚等引起的眩晕,动则加剧,劳累即发,面色㿠白,发色不泽等症。

3. 妇女产后乳少 黑芝麻益精养血生津,使乳汁生化有源,故常用于妇人产后气虚血弱,以致乳汁不行或甚少,乳房无胀痛感,头晕耳鸣,面色苍黄,皮肤干燥。单用黑芝麻炒研,加盐少许食之。

4. 风痹 黑芝麻能补益精血,可使血行而风自灭,故有祛风除痹之功而用于风湿痹症尤以风痹为佳。黑芝麻与白术、威灵仙合用,用于一切风湿,腰脚疼痛,并游风行止不定;与薏苡仁、生地黄合用,浸酒服,用于老人风痹虚弱,四肢无力,腰膝疼痛。

5. 肠燥便秘 黑芝麻油润多脂,能润燥滑肠,多用于血虚津亏之肠燥便秘,且常与生何首乌、当归、肉苁蓉、火麻仁等滋阴养血润肠药合用,以增强疗效。

【用法用量】 10～30克,煎汤,或入丸、散。外用适量,捣敷或煎水洗浴。内服宜炒熟用。

【注意事项】 黑芝麻,脾虚大便溏泻者忌用。

七、墨旱莲

【来　源】 《新修本草》。墨旱莲为菊科一年生草本植物鳢肠的干燥地上部分。

【药　性】 甘、酸,寒。归肝、肾二经。

【功　效】　滋补肝肾,凉血止血,祛湿止痒。

【适应证】

1. 头晕目眩,须发早白,肾虚齿疼　墨旱莲甘酸性寒,善滋阴益肾养肝。《本草纲目》记载:"乌髭发,益肾阴。"常用于肝肾阴虚,头晕目眩,视物昏花,须发早白,腰膝酸软等症,并多与补益肝肾的女贞子相须为用,以增强药力。

2. 衄血　墨旱莲性寒,入肝经血分而善凉血止血,为治血热出血之要药。又因其味甘酸而善滋阴,更宜阴虚血热之吐血、尿血、便血、崩漏及皮下出血等症。单用鲜品捣汁服,或干品水煎服均效。情志过极则火动于内,气逆于上,肝气郁结,木火刑金,则致鼻衄或咳血、咯血,头痛目赤,烦躁易怒;或用鲜墨旱莲60克,捣烂绞汁,开水冲服,治疗咳嗽咯血;以凉血止血,滋补肾阴之功的墨旱莲,配伍以芭蕉根各60克,水煎服,用于膀胱蕴热,血热妄行,或肾阴虚,虚火迫血妄行而致尿血,小便短赤带血者;以墨旱莲、车前草适量捣汁,空腹饮服,用于小便溺血;以墨旱莲养阴收敛,凉血止痢之功,用于素体阴虚,感邪而病痢,或久痢伤阴,而致痢下赤白脓血,或下鲜血黏稠,脐腹灼痛,虚坐努责,心烦口干者。

3. 阴痒,白浊,赤白带下　墨旱莲味酸能收敛杀虫,消肿止痒,对由于禀赋不足,风、湿、热阻于肌肤所致的浸淫湿疮、阴痒带下等症均有较明显的疗效。墨旱莲120克,水煎服;或另加钩藤根少许,并煎汁,加白矾少许外洗,用于妇女阴道瘙痒;或以墨旱莲与车前子、金银花、土茯苓合用,用于白浊。

【用法用量】　内服:煎汤,10~15克,熬膏,捣汁或入丸、散。外用:研末撒或捣汁滴鼻,适量。

【注意事项】　《本草经疏》记载:"鳢肠(墨旱莲)善凉血,须发白者,血热也,齿不固者,肾虚有热也;凉血益血,则须发变黑,而齿亦因而固矣。故古今变白之草,当以兹为胜。《本经》为血痢及针灸疮发,洪血不止者,敷之立已,涂眉发生速而繁,萧炳又谓能止血排脓,通小肠,敷一切疮者,盖以血痢由于血分为湿热所伤,针灸疮发,洪血不止,亦缘病人素有血热,及加艾火则益炽矣,血凉则不出,营血热壅则生脓,凉血则自散;小肠属丙火,有热则不通,营血热解,则一切疮自愈。之数者,何非凉血益血之功。""鳢肠性冷,阴寒之质,虽善凉血,不益脾胃。病人虽有血热,一见脾胃虚败,饮食难消,及易溏薄作泻者,勿轻与服。孙真人方用姜汁和剂,盖防其冷而不利于肠胃故也。不用姜汁椒红相兼修事,服智者必腹痛作泻,宜详审之。"脾胃虚寒者忌用。

八、女贞子

【来　源】 《神农本草经》。女贞子,《本草纲目》云:"此木凌冬青翠,有贞守之操,故以女贞状之。"故名女贞子。为木樨科常绿乔木植物女贞的干燥成熟果实。大多野生于山林中。

【药　性】 甘、苦,凉。归肝、肾二经。

【功　效】 滋补肝肾,乌须明目。

【适应证】

1. 腰膝酸软,须发早白　女贞子甘而能补,性凉而不温燥,药性缓和。《本草新编》云:"用之缓,实能延生于永久。"药力持久,用于久病虚损,腰酸膝软,肝肾不足,精亏早衰,须发早白之症。常与墨旱莲配伍应用,增强药效,与何首乌、黑芝麻、杜仲等合用,补益肝肾,延年益寿。

2. 骨蒸劳热,盗汗遗精　女贞子甘苦性凉,补益兼能清解。《神农本草经》记载:"主补中,安五脏,养精神,除百疾。久服肥健。"常与墨旱莲、熟地黄、秦艽、鳖甲等合用,以增强药力,用于肝肾不足,阴虚发热,骨蒸劳热,盗汗遗精,甚或心烦口渴,面赤颧红等症,又有标本兼治之功效。与地骨皮、青蒿、夏枯草合用,用于结核性潮热。

3. 头晕目暗,健忘耳鸣　女贞子滋补肝肾,益阴培本,并能上荣头面,而收明目之能。多与墨旱莲、珍珠母、菟丝子等合用,用于阴血不足,肝阳上亢,心神不安,头晕目眩,耳鸣健忘等症。

【用法用量】 煎服,10～20克。或入丸、散。外用熬膏点眼。

【注意事项】 女贞子,脾胃虚寒泄泻者忌用。

九、百合

【来　源】 《神农本草经》。百合,因由众瓣组合而成,故名百合。为百合科植物卷丹或细叶百合的干燥肉质鳞叶。多为栽培。

【药　性】 甘,寒。归肺、心二经。

【功　效】 润肺止咳,清心安神。

【适应证】

1. 肺热咳嗽、子嗽 百合甘寒,归肺经,具有清肺润燥止咳作用,故可用于痰热壅肺,热灼津伤,肺失宣肃,咳嗽气喘之证,与贝母、桑白皮、紫菀、桔梗等合用,共奏润肺化痰止咳之效。与紫苏、人参、猪苓、茯苓、桑白皮等理肺化痰,利水消肿之品合用,用于痰热阻肺,肺气壅滞,咳嗽气喘,影响肺主治节,伴见腰膝水肿,小便淋涩者;与石膏、麻黄、杏仁、柴胡、贝母等合用,清热宣肺平喘,润肺止咳,用于热邪壅肺,喘促咳痰,烦热头痛,外有表证者;小儿咳嗽,胸中痰壅、咽喉不利,以痰多有热呼吸不利为主症者,以百合清肺止咳配桔梗、款冬花、马兜铃、半夏、杏仁等,清肺化痰,润肺下气止咳;妊娠感受风热,肺卫失宣,咳嗽痰多,心胸满闷,亦可以本品配紫菀、贝母、白芍、前胡、桔梗等合用,润肺止咳化痰,宣肺和营,以保胎安。

2. 阴伤燥咳,劳嗽咯血 百合甘寒质润,入肺经,功以润肺止咳、滋补肺阴见长,用于肺热久咳伤阴,痰中带血之证,常与款冬花合用,炼蜜为膏服;与麦冬、玄参、生地黄等合用,用于肺肾阴虚劳嗽咯血,今用于肺结核、气管炎、支气管扩张、肺炎中后期、肺癌、咽炎等属肺肾阴虚者;百合配款冬花、百部各等份,用于干咳少痰,久嗽不已,时有痰中带血者;百合清润肺脏,煮蒸后频食,拌蜜蒸更好,用于肺痈吐脓的后期辅助治疗,协助肺脏祛邪复正。

3. 百合病虚烦口渴,失眠多梦 百合归心经,养心阴,益心气,清心热而安心神,用于热病伤阴,气津不足,心烦口渴,虚烦惊悸,失眠多梦,甚则神志恍惚,沉默寡言者。

【用法用量】 内服:10～30克,煎汤,蒸食、煮粥食或拌蜜蒸食。外用:捣敷。

【注意事项】 脾肾虚寒便溏者忌用。

十、枸杞子

【来　源】 《神农本草经》。枸杞子,为茄科落叶灌木植物宁夏枸杞的干燥成熟果实。野生和栽培均有。

【药　性】 甘,平。归肝、肾二经。

【功　效】 滋补肝肾,益精养血,明目消翳,润肺止咳。

【适应证】

1. 肾虚骨痿,阳痿遗精,久不生育 枸杞子味甘质润,善滋肾阴,益肾精,为补阴之主药,用于肾虚骨痿,腰膝酸痛,足不任地者。《药性论》记载:"能补益精诸不足,除风,补益筋骨,易颜色,变白,明目,安神。"常与生地黄、龟甲、续断、牛膝等合用,以健骨强筋;与熟地黄、当归、山茱萸、杜仲等合用,用于肾阴不足,精衰血少,腰酸脚软,形容憔悴,阳痿遗精,以滋补肾阴;与熟地黄、金樱子、山楂、莲子肉、芡实、当归等合用,以涩精止遗,用于肾虚滑精,精随溲溺而出者;与菟丝子、北五味子、覆盆子、车前子配伍,以填精益髓,补肾固精,用于肾虚精少,阳痿早泄,遗精精冷,余沥不清,久不生育;与肉桂、乌药、小茴香、吴茱萸、当归等合用,用于肝肾阴寒,阴缩不举;与熟地黄、当归、仙茅、淫羊藿、山茱萸等合用,用于男子阳痿精衰,虚寒不育者;枸杞子性平不寒,无伤阳之虞。为补阴主药,常以阴中求阳之法,治疗肾阳不足,命门火衰,腰膝酸痛,神疲乏力,畏寒肢冷等证,与熟地黄、山茱萸、肉桂、附子等合用,有补肾填精、温肾壮阳之功;阴阳精血俱虚,全身瘦弱,遗精阳痿滑泄者,常配鹿茸、龟甲、人参合用熬胶服,为龟鹿二仙胶,以补肾填精,益阴壮阳。

《景岳全书·本草正》记载:"枸杞,味重而纯故能补阴,阴中有阳,故能补气。所以滋阴而不致阴衰,助阳而能使阳旺。虽谚云离家千里,勿食枸杞,不过谓其助阳耳,似亦未必然也。此物微助阳而无动性,故用之以助熟地最妙。其功则明耳目,添精固髓,健骨强筋,善补劳伤,尤止消渴,真阴虚而脐腹疼痛不止者,多有神效。"

2. 早老早衰,须发早白 枸杞子甘平性润,入肝肾,能补能养,用于肝肾精血亏损所致早衰诸症。与何首乌、菟丝子、女贞子、生地黄、黑芝麻等合用,用于头晕眼花,耳鸣健忘,须发早白,夜尿频数,以补肝肾,益精血,强筋骨,乌须发;与血余、熟地黄、鹿角胶、巴戟天、胡桃肉、杜仲等合用,用于气血俱亏,形体瘦弱,须发早白,阳衰不育者。枸杞子配菊花、肉桂、茯苓、熟地黄等,可补真气,壮丹田,悦颜色,充肌肤,活血驻颜;枸杞丸与苣胜子、覆盆子、白芍、白蒺藜、白芷、荜澄茄等合用,具有滋补真元,通流血脉,润泽颜色,延年耐老之功效;枸杞丸配菊花、肉桂、黄芪、远志、柏子仁、人参等,可平补心肾,延年驻颜;与茯苓、杏仁、细辛、防风、白芷合用,用于面干裂,不得见风日者,以祛风邪,润肌肤;与何首乌、蔓荆子、石菖蒲、荆芥穗、菊花、威灵仙、苦参合用,用于白癜风,筋骨疼痛,四肢少力,鼻梁塌陷,皮肤疮疥及手足皲裂,睡卧不稳,步履艰辛者,取滋补肝肾,祛风除湿之功。

3. 血虚萎黄,劳伤虚损,产后乳少 枸杞子既补肝肾之阴,又有养血之功,《重庆堂随笔》谓:"枸杞子,专补以血,非他药所能及也。"《补品补药与补益良方》以之与鸡蛋同煮,吃蛋喝汤,治血虚面色萎黄;《延年方》单用枸杞子浸酒,去渣饮酒,可补虚,长肌肉,益颜色,肥健人;与熟地黄、当归、酸枣仁、人参、黄芪、防风、川芎等合用,以养血补虚,活血祛风,用于产后风虚劳损,四肢疼痛,心神虚烦,不欲饮食;与生地黄、当归、牡丹皮、知母、地骨皮、人参等合用,用于血虚咳嗽,盗汗自汗,骨蒸潮热,五心烦热,则以养血益气,滋阴清热;与生地黄、天冬配伍,与黄芪、当归、人参、王不留行等合用,用于劳伤虚损,四肢羸瘦乏力,以益气养血,通络催乳,妇人产后气血虚弱,乳汁过少者。

4. 目暗不明,内外障眼,漏眼脓出 枸杞子补肾益精,养肝明目,与菊花配伍,加入六味地黄丸中,为杞菊地黄丸,以治肝肾阴虚,两目不明,视物昏花,头晕目眩者;枸杞子与粳米熬粥常服,补肾益血,养阴明目,用于中老年人肝肾不足,腰膝酸软,头晕目眩,久视昏暗;与茯苓、当归、菟丝子等合用,用于肾脏虚耗,阴液不能上升,眼目昏暗,远视不明,渐生内障;与菊花、川芎、薄荷叶、苍术治疗内外障眼,有翳晕或无翳,视物不明;与决明子、青葙子、菊花、川芎、白蒺藜等配伍,以祛风明目,用于风热上冲眼目,或外受风邪,眼目疼痛,视物不明者;与石决明、木贼、荆芥、谷精草、金沸草、蛇蜕等合用,以清泻肝火,祛风散热,外受风热之邪,内有肝火上炎,而致障膜遮睛者;漏眼脓出者,加金沸草、白菊花、黄柏、川椒皮、甘草等。

5. 内热消渴,劳热骨蒸,衄血 枸杞子平而不热,有补水制火之能,通过滋补肝肾之阴而生津止渴,用于内热伤津之消渴。与熟干地黄、鸡内金、黄芪、麦冬、茯苓、人参等合用,用于症见小便滑数,口干心烦,皮肤干燥,腿膝消瘦,渐至无力者;与人参、茯苓、五味子、麦冬、甘草合用,用于老人、虚人患上消,口大渴;枸杞子润而滋补,兼清虚热,与当归、生地黄、熟地黄、阿胶、青蒿、地骨皮、白芍等合用,用于劳热骨蒸,五心烦热,大便干燥,小便黄涩,妇人血虚发热者;与鳖甲、生地黄、麦冬、地骨皮、牡丹皮等合用,具有养阴清热,补益肝肾之功效,用于妇人阴虚血亏,经闭不行,两颧色红,潮热盗汗,心烦不寐,手足心热,口干唇红者;与生地黄、黄芩、地骨皮、天冬、黄芪等配伍,能清血中之热,以治下血、吐血、溺血,皆属于热者。

6. 中风头眩 枸杞能补血生营,血足则风灭,故可治风。《本草汇言》记载:"俗云枸杞善能治目,非治目也,能壮精益神,神满精足,故治目有效。又言治风,非治风也,能补血生营,血足风灭,故治风有验也。世俗但知补气必用参、补血必用归、地,补阳必用桂、附,补阴必用知、柏,降火必用芩、连,散湿必用苍、朴,风必用羌、独、防风,不知枸杞能使气可充,血可补,阳可生,阴可长,火可降,风湿可去,有十全之妙用焉。"

枸杞子与熟地黄、当归、菊花、天麻、独活等合用,治疗肾风,头目眩晕,心中悬悬,惊恐畏人,常欲蒙被而卧者;与茯苓、麦冬、人参、生地黄、菊花等配伍,滋阴息风,用于肝肾阴虚,风阳上亢,致头旋脑转,目胀耳鸣,忽然倒仆者。

7. 虚烦失眠,易惊善恐 枸杞子甘平,补肝血,益肾精,精血充足,则神明自安。与柏子仁、当归、石菖蒲、茯神、熟地黄等合用,以安神定志,养阴育血,用于心血亏损,精神恍惚,失眠多梦,健忘虚烦;与人参、五味子、山茱萸、茯神、柏子仁、熟地黄等合用,用于胆虚常多畏恐,不能独卧,头目不利者。

8. 阴虚痨嗽,干咳少痰 枸杞子甘平,兼入肺经,可补可润,适用于肺阴损伤所致痨嗽之症。《本草纲目》记载:"滋肾,润肺。"枸杞子与人参、鳖甲、五味子、白芍、麦冬、鸡子黄、阿胶、芡实等合用,用于燥久伤及肺、肝、肾之阴,上盛下虚,昼凉夜热,干咳少痰,或咳血丝,口干微渴,或颧红盗汗,甚则惊厥者。

9. 风湿痹痛 枸杞子补肝肾,益精血,精充血旺,则筋骨强健,血脉通利。《本草述》记载:"疗肝风血虚,眼赤痛痒昏翳。治中风眩晕,虚劳,诸见血证,咯血,痿、厥、挛,消瘅,伤燥,遗精,赤白浊,脚气,鹤膝风。"枸杞子与当归、杜仲、熟地黄、牛膝、细辛、白芷等合用,用于治疗血气亏损,风寒湿三气乘虚内侵,筋骨历节痹痛,及痢后鹤膝风痛;与黄芪、附子、川芎、羌活、防风、人参等合用,用于素体虚羸,寒气所加,致体重怠惰,四肢不举,肢节疼痛,坐卧不安者;与海桐皮、白芷、防风、牛膝等合用,用于肝气攻注,遍身筋脉抽掣疼痛,四肢无力者。

【用法用量】 内服:煎汤,5～10克;熬膏、浸酒或入丸、散。

【注意事项】 《本草经疏》指出:"枸杞子,润而滋补,兼能退热,而专于补肾,润肺,生津,益气,为肝肾真阴不足,劳乏内热补益之要药。老人阴虚者十之七八,故服食家为益精明目之上品。昔人多谓其能生精益气,除阴虚内热明目者,盖热退则阴生,阴生则精血自长,肝开窍于目,黑水神光属肾,二脏之阴气增益,则目自明矣。枸杞虽为益阴除热之上药,若病脾胃薄弱,时时泄泻者勿入,须先治其脾胃,俟泄泻已止,乃可用之。即用,尚须同山药、莲肉、车前、茯苓相兼,则无润肠之患矣。"枸杞子因能滋阴润燥,故脾虚便溏者不宜用。

十一、鳖甲

【来　源】 《神农本草经》。鳖甲,为鳖科动物鳖的背甲。野生与养殖均有。

【药　性】 咸,寒。归肝、脾、肾三经。

【功　效】 滋阴潜阳,软坚散结。

【适应证】

1. 阴虚发热,骨蒸盗汗 鳖甲咸寒益阴,培补肝肾,具有滋阴清热之功能。与地骨皮、当归、知母等养阴清热药合用,用于肝肾阴虚,低热不退;或邪热炽盛,盗汗骨蒸,形销骨立,遗精滑泄等;与人参、赤茯苓、黄芩等合用,具有滋阴泻火之功能。

2. 热病伤阴,夜热早凉 鳖甲咸寒质重,善能养阴清热,潜降入里,与龟甲、牡蛎、白薇等养阴益气,镇冲降逆药合用,治疗温病后期,气阴两虚,低热不退,五心烦热等症;与青蒿、知母、生地黄等合用,用于热病伤阴,夜热早凉,形瘦舌红等症。

3. 虚风内动，手足瘛疭 鳖甲味咸质重入肝，为血肉有情之品，长于滋补阴液，治疗久病阴伤欲竭，虚风内动，手足瘛疭，脉虚欲脱等；与龟甲、生地黄、白芍等滋阴息风药配伍，以增强药力。

4. 里有郁热，寒热如疟 鳖甲质重潜降，善入血分，通利血脉，破结泻热。与秦艽、竹茹、大黄等合用，用于小儿表证未解，里有郁火，午后热甚，大便不畅等症；与桃仁、焦白术、槟榔等药配伍，治疗饮食停积，内有蓄血蕴热，寒热如疟，日久不退等症。

5. 疟疾寒热，久疟疟母 鳖甲清热滋阴，软坚散结，用于疟疾寒热，日久不愈，胁下痞硬成块，发为疟母之症。常与炒白术、黄芪、槟榔等合用，以扶正截疟，消坚去积；与蜣螂虫、䗪虫、大黄等配伍，以化瘀消痞；与知母、常山、地骨皮等清热养阴，祛痰截疟之品合用，治疗温疟壮热。

6. 胸腹痞块，癥瘕积聚 鳖甲味咸软坚，质重下潜，长于破坚积，消癥瘕，为治疗胸腹痞块，癥瘕积聚常用之品。《神农本草经》记载："主心腹癥瘕坚积、寒热，去痞息肉，阴蚀痔恶肉。"《本草新编》："善能攻坚，又不损气，阴阳上下有痞滞不除者，皆宜用之。"

与白芍、白术、当归身等配伍，以疏肝理气，软坚散结，治疗肝脾大，癥块痞积；与吴茱萸、法半夏、荆三棱等合用，温里活血破坚积，治疗胸痹；与大黄、前胡、郁李仁等合用，治疗小儿腹内痞结，大便不通；与干漆、附子、三棱等合用，治疗腹中癥块。

7. 月经不调，经闭带下 鳖甲滋阴清热，软坚散结，与熟地黄、阿胶、黄芩等合用，用于阴虚血热，经期超前，经色紫黑等症；与人参、白术、神曲等配伍，温补奇脉，散瘕止痛，用于瘀血阻滞，经闭痛经，带下疝瘕。

8. 面赤阳毒，痈肿疮疡 鳖甲咸寒潜降，清热泻火，软坚散结，滋阴潜阳，与升麻、当归、川椒等合用，用于热毒伤阴，面赤如锦纹之阳毒症；也可用于热毒壅盛，气血腐溃，痈肿疮疡。

9. 阴虚肺痨，梦泄遗精 鳖甲滋阴潜阳，标本同治，用于肺痨阴伤,灼伤肺络,咯血吐血,潮热盗汗及咳嗽失溺,梦泄遗精。与款冬花、乌梅、桑白皮等合用,滋阴润肺,止咳化痰,用于肺痿咳唾;与柴胡、青蒿、知母等合用,用于虚劳潮热,肺痨咯血等。

【用量用法】 水煎服,10～30克。先煎。滋阴潜阳宜生用,软坚散结宜醋炙用。

【注意事项】 《本经逢原》记载:"凡骨蒸劳热自汗皆用之,为其能泻肝经之火也。然究竟是削肝之剂,非补肝药也。妊娠忌用,以其能伐肝破血也。肝虚无热禁之。"孕妇及脾胃虚寒者忌用。

十二、龟甲

【来　源】 《神农本草经》。龟甲,为龟科动物乌龟的腹甲。野生动物与养殖均有。

【药　性】 甘、咸,寒。归肝、肾、心三经。

【功　效】 滋阴潜阳,益肾健骨,养血补心,固经止崩。

【适应证】

1. 阴虚发热,骨蒸盗汗 龟甲甘能养阴,咸寒清热,善能滋阴清热,为治疗阴虚内热,盗汗遗精,骨蒸劳损常用之品。《药品化义》记载:"龟底甲纯阴,气味厚浊,为浊中浊品,专入肾脏。主治咽痛口燥,气喘咳嗽,或劳热骨蒸,四肢发热,产妇阴脱发躁,病系肾水虚,致相火无依,此非气柔贞静者,不能息其炎上之火。"与鹿角胶、人参等合用,以增强补气养阴,清热止遗之功;与熟地黄、山茱萸、山药等合用,滋肾补水;与知母、黄柏等配伍,以养阴清热。

2. 热病后期,低热不退 龟甲既能滋阴液,又能入血分清解血分邪热,用于热病后期,邪热未尽,低热不退,夜热早凉之症。与鳖甲、白薇、西洋参等合用,以养阴益气清热。

3. 阴虚劳嗽,咯血衄血 龟甲长于滋阴,兼能清热,每与知母、侧柏叶、地黄等配伍应用,以坚阴泻火,凉血宁络,治疗虚火上炎,肺络受损,咯血心烦等症。《本草通玄》记载:"龟甲咸平,肾经药也。大有补水制火之功,故能强筋骨,益心智,止咳嗽,截久疟,去瘀血,生新血。大凡滋阴降火之药,多是寒凉损胃,惟龟甲益大肠,止泄泻,使人进食。"与羚羊角(代)、白芍、生地黄等合用,滋阴潜阳,凉血清热,治疗午后低热,鼻衄齿衄,眼底出血等症。

4. 头晕目眩,急躁易怒 龟甲寒滋润,咸寒沉降,有滋阴潜阳之能。用于阴虚阳亢,肝阳上扰,头晕目眩,面红目赤,急躁易怒等症,与白芍、玄参、代赭石等滋补肝肾,平肝潜阳之品合用,以增强药力。

5. 虚风内动,手足瘛疭 龟甲甘寒质重,既善补肝肾之阴,又善镇潜上越之浮阳,且咸寒沉降,凉血息风,为治疗阴虚液亏,筋脉失养,手足瘛疭症常用之品,与鳖甲、牡蛎,以及滋阴养血的白芍、地黄、阿胶等合用。

6. 筋骨痿软,足膝痿痹 龟甲滋补肝肾而有强筋健骨之能,用于肝肾不足,筋骨痿弱,足膝痿痹,甚则步履全废,大肉渐脱者。每与高丽参、桑寄生、骨碎补等合用,治疗中风瘫痪,半身不遂;与当归、菟丝子等合用,脾肾双补,振颓起废,治疗大肉渐脱,步履全废者;与苍术、黄柏等清热燥湿之品合用,治疗阴亏足痿,染湿热之邪者。

7. 囟门晚闭,行迟齿迟 龟甲长于滋肾水,强筋骨,有培补先天,促助发育之能。与鹿茸、西洋参、紫河车、熟地黄等填精益髓,补益肝肾、强筋壮骨之品合用,治疗小儿先天不足,后天失养,囟门晚闭,行迟齿迟等症。

8. 肝肾阴虚,目暗不明 龟甲滋养肝肾,培补真阴,肝受补而能视,肾水旺则目明。用于肝肾阴虚,视力减退,目暗不明等症,与杜仲、牛膝、五味子等补益肝肾之品合用;与鹿角、人参、枸杞子合用,大补肝肾,治梦泄遗精,瘦削少气,目视不明等。

9. 心虚惊悸,失眠健忘 龟甲滋阴养血,补心安神。与石菖蒲、远志、龙骨等安神定志之品合用。用于劳伤阴血,心虚惊悸,失眠健忘等症。

10. 阴虚火旺,月经不调　龟甲滋阴养血,凉血止血,治疗妇人阴虚血热,血不归经所致月经不调,崩漏经多及经行腹痛等症。与乌骨鸡、鹿茸、阿胶等补气血,调冲任之品合用,如乌鸡白凤丸;与黄柏、黄芩、白芍等合用,滋阴降火,燥湿清热。

11. 冲任不固,赤白带下　龟甲善养血滋阴,固冲任而止崩带。与黄柏、栀子、干姜合用,滋阴潜阳,燥湿清热而止赤白带下,腰酸腹痛等症,如龟柏姜栀丸;龟甲与牡蛎合用,治疗崩中漏下,赤白不止等症。

【用量用法】　煎服,15~40克。入汤剂宜打碎先煎。外用适量,烧灰研末敷。

【注意事项】　龟甲、鳖甲均为滋阴潜阳要药,常用于阴虚阳亢之症。但龟甲滋阴力强,且能益肾健骨,养血补心,虽本草记载兼可软坚祛瘀,然仍可用于有血热之崩漏经多之症;鳖甲退热功胜,而软坚散瘀之大亦大于龟甲,多用于癥瘕、久疟、经闭等症。孕妇及胃有寒湿者忌用。

第二节　补肾阳药

凡能补助人体的阳气,可以治疗阳虚症的药物称为补阳药,又名助阳药。阳虚证包括心阳虚、脾阳虚、肾阳虚等证。由于肾阳为元阳,对人体脏腑起着温煦生化的作用,阳虚诸证往往与肾阳不足有十分密切的关系,所以本节着重介绍补助肾阳的药物。肾阳虚,即肾脏阳气虚衰,是肾脏阳气衰竭表现的症候。肾阳虚与现代医学的神经内分泌免疫系统有关,肾阳虚证在下丘脑-垂体-靶腺(肾上腺皮质、甲状腺、性腺、胸腺)轴均有不同环节、不同程度的功能紊乱,且主要的发病环节在下丘脑(或更高级中枢)的调节功能紊乱。多由素体阳虚,或年老肾亏,或久病伤肾,以及房劳过度等因素引起的。肾阳虚的主要表现为：腰膝酸软或冷痛、畏寒肢冷、头目眩晕、精神萎靡、面色白；或黧黑，舌淡胖苔白，脉沉弱；或阳痿、早泄，妇女宫冷不孕、白带清稀；或大便久泻不止，完谷不化，五更泄泻；或水肿，夜尿增多；或心悸咳喘，脉沉苔白等。

补阳药具有补肾阳、益精髓、强筋骨等作用，所以适用于上述各症。此外，由于肾阳衰微，不能温运脾胃，可以引起腹泻；肾阳不足，不能纳气，或喘促，故有些补肾阳药又可用于脾肾两虚的泄泻和肺肾两虚的气喘。补阳药性多温燥，能伤阴助火，故阴虚火旺者不宜使用。

一、鹿茸

【来　源】《神农本草经》。鹿茸，为鹿科动物梅花鹿的雄鹿未骨化密生茸毛的幼角。前者习称"花鹿茸"，后者习称"马鹿茸"。多为家养，也有野生。

【药　性】　甘、咸，温。归肾、肝二经。

【功　效】　补肾助阳，生精益血，强筋健骨，调理冲任。

【适应证】

1. 肾阳不足，阳痿早泄，宫冷不孕　鹿茸甘温壮阳，味咸入血益精填髓，为补肾壮阳要药。用于肾阳不足，精血亏虚，畏寒肢冷，阳痿早泄，宫冷不孕，遗精滑精，遗尿尿频，耳鸣耳聋，肢冷神疲等症。可单用研末，或配山药泡酒服，为鹿茸酒。以鹿茸、人参、熟地黄、附子、肉桂、肉苁蓉等同用，为参茸卫生丸。精少不育者，取鹿茸30克，人参60克，紫河车2具，海狗肾2条，共研细末分30包，睡前服1包，具有兴阳补精之功效。

2. 精血不足之骨软行迟、神疲消瘦　鹿茸味咸入血，且为血肉有情之品，入肝、肾经，"肾藏精主骨，肝藏血主筋"。鹿茸滋补肝肾，生精益血，强筋健骨之要药。用于肝肾不足，筋骨痿软或小儿骨软，行迟齿迟，囟门不合等症，经验方单用鹿茸粉1～2.5克吞服。鹿茸与人参、黄芪、熟地黄等合用,用于诸虚百损,神疲消瘦者,有参茸固本丸。

3. 冲任虚寒,崩漏不止,带下过多 鹿茸补益肝肾,调理冲任,具有固崩止带之功效。鹿茸与当归、阿胶、蒲黄配伍,为鹿茸散,用于肝肾不足,冲任虚寒,带脉失固,四肢厥冷,经多色黑的崩漏下血症。鹿茸以狗脊、白蔹等合用,可用于冲任虚寒,白带过多。

4. 阴疽内陷,久溃不敛,脓出清稀 鹿茸补肾壮阳,温补精血,外托疮毒。可用于肾虚精亏,托毒无力所致阴疽疮疡内陷不起,肤色暗淡,疮疡久溃不敛,脓出清稀等症,以鹿茸配黄芪、肉桂、当归、熟地黄等补气养血药合用,以增强温补精血,托毒起陷之功效。

【用法用量】 1~2克,研粉冲服,每日3次分服,或入丸、散剂,随方配制。

【注意事项】 服用鹿茸宜从小剂量开始,缓缓增加,不宜骤用大量,以免升阳风动,头晕目赤,伤阴动血。凡阴虚阳亢、血分有热、胃火炽盛、肺有痰热、外感热病者忌服。

二、淫羊藿

【来　源】 《神农本草经》。淫羊藿,为小檗科多年生草本植物淫羊藿和箭叶淫羊藿、柔毛淫羊藿、巫山淫羊藿及朝鲜淫羊藿的干燥地上部分。均为野生。

【药　性】 辛、甘,温。归肝、肾二经。

【功　效】 温肾壮阳,强筋骨,祛风湿。

【适应证】

1. 肾阳不足,阳痿宫冷 淫羊藿甘温补阳,为温肾强阳起痿良药。《本草备要》记载:"补命门,益精气,坚筋骨,利小便。"用于肾阳不足,命门火衰,阳痿不举,单用泡酒即效,为淫羊藿酒;或配人参、母丁香、沉香等行气补气温阳之品合用;淫羊藿配仙茅、肉苁蓉、附子等散寒湿、壮肾阳之品合用,有赞育丸(《景岳全书》)。

2. 肝肾不足,腰膝痿软 淫羊藿味甘气香而温,善能益精气,强筋骨,用于肝肾不足,腰膝痿软等症,可单用淫羊藿泡酒服用;或配伍巴戟天、杜仲、熟地黄等合用。

3. 肝肾亏虚,头晕目眩 淫羊藿甘温之性,善能补益精气,填补肾之真阳,与仙茅、当归、知母等配伍应用,用于妇女天癸已绝,阴阳两虚,月经不调、头晕目眩等症。

【用法用量】 13～10 克,水煎服,或浸酒、熬膏及入丸、散。

【注意事项】 本品燥烈,伤阳助火,阴虚火旺者不宜用。

三、仙茅

【来　源】 《雷公炮炙论》。仙茅,为石蒜科多年生草本植物仙茅的根茎。均为野生。

【药　性】 辛,热;有毒。归肾、肝、脾三经。

【功　效】 温肾壮阳,强筋骨,祛寒湿。

【适应证】

1. 阳痿精冷,遗尿尿频 仙茅辛热性猛,善补命门之火而兴阳,为补火助阳良药。常与淫羊藿、五加皮等配伍,用于肾阳不足,命门火衰,阳痿不举,精冷不育等症。单用仙茅 30 克,泡酒服用,用于下元虚弱,失溺淋漓。

2. 寒湿痹痛,筋骨痿软 仙茅辛热燥散,温阳而兼补肝肾、强筋骨、祛寒湿之功效。用于肝肾不足,腰膝酸痛,筋骨痿软,常与巴戟天、杜仲、桑寄生、淫羊藿等补肝肾、强筋骨之品合用,以增强药力。

3. 脾肾阳虚,腹痛冷泻 仙茅善补命门之火,温煦脾土以止泻,常与肉豆蔻、补骨脂、吴茱萸等合用,用于脾肾阳虚,脘腹冷痛,少食腹泻等症。

4. 目暗不明,须发早白 仙茅辛热壮阳温肾,培补肝肾,用于肝肾不足,早老早衰,目暗不明,须发早白。《圣济总录》仙茅丸以仙茅配伍熟地黄、茯苓、枸杞子等,具有益精神、明目、乌须发之功效。

5. 下元虚损,气逆喘咳　仙茅补益命门之火,具有定喘下气之功效。与阿胶、鸡内金、人参等配伍,用于下元不足,肾不纳气之虚喘。

【用法用量】　3～10克,煎汤、浸酒或入丸、散剂。

【注意事项】　《本草纲目》记载:"仙茅性热,补三焦命门之药,惟阳弱精寒,禀赋素怯者宜之。若体壮相火炽盛者,服之反能动火。"本品燥热有毒,不宜久服。阴虚火旺者不宜服。

四、巴戟天

【来　　源】　《神农本草经》。巴戟天,为茜草科多年生藤本植物巴戟天的根。多为野生,亦有栽培品种。

【药　　性】　甘、辛,微温。归肝、肾二经。

【功　　效】　补肾助阳,强筋健骨,祛风除湿。

【适应证】

1. 阳痿早泄,宫冷不孕　巴戟天补肾助阳,温润不燥。与淫羊藿、仙茅、枸杞子合用,用于肾阳虚弱,命火不足所致阳痿不育,遗精滑泄等症,有赞育丸。用于下元虚冷,宫冷不孕,月经不调,少腹冷痛等症;配高良姜、肉桂、吴茱萸等合用,为巴戟丸。

2. 筋骨痿软,腰膝痹痛　巴戟甘温助阳,培补肝肾,强筋健骨;辛温发散,又能发散风湿,除痹止痛。与杜仲、鹿胎、紫河车合用,用于肾虚骨痿,步履困难,腰膝冷痛;配羌活、肉桂、牛膝等祛风湿、散风寒、强筋骨合用,用于肝肾不足,风寒侵袭,腰膝痹痛。

【用法用量】　3～10克,煎汤用。

【注意事项】　阴虚火旺者不宜用。

五、胡桃肉

【来　源】　《备急千金要方》。胡桃肉,为胡桃科落叶乔木胡桃果实的核仁。均为栽培品种。

【药　性】　甘,温。归肾、肺、大肠三经。

【功　效】　补肾益肺,纳气定喘,润肠通便。

【适应证】

1. 肝肾不足,腰膝酸痛　胡桃肉甘温,补肾助阳,强筋健骨,用于肾虚筋痿,腰痛如折。与杜仲、补骨脂合用以补肾强腰;与牛膝、木瓜、狗脊等强筋健骨,祛风除湿之品合用,用于肝肾不足,风寒外袭,筋骨酸痛等症。

2. 肾虚耳鸣,遗精尿频　胡桃肉补肾阳,益气血,且有涩味,善补肾固精缩尿,用于肾虚耳鸣,遗精尿频等症。《景岳全书》蟠桃果以胡桃肉与熟地黄、芡实、莲肉等补益气阴,涩精止遗之品同用,用于遗精尿频。

3. 肺肾不足,虚寒喘嗽　胡桃肉甘温,温补肺肾,用于肺肾不足,肾不纳气所致动辄喘嗽的虚喘证。《本草纲目》记载:"补气养血,润燥化痰,益命门,利三焦,温肺润肠,治虚寒喘嗽,腰脚重痛,心腹疝痛、血痢肠风。"与人参、生姜合用,即《济生方》人参胡桃汤;或与杏仁、生姜合用,以温肺纳气,化痰止喘;与熟地黄、山茱萸、五味子等合用,以固本定喘,敛肺止咳。

4. 血少津亏,肠燥便秘　胡桃肉甘温滋润,富含油脂,具有润肠通便之功效,用于老人、虚人,血少津亏,肠燥便秘之症。单用或与松仁、杏仁、柏子仁配用。

【用法用量】　10~30克。煎汤或入丸、散。定喘止嗽带皮用,润肠通便去皮用。

【注意事项】　阴虚火旺,痰热咳嗽,便溏者不宜用。

六、肉苁蓉

【来　源】《神农本草经》。肉苁蓉因其补而不峻,有从容和缓的作用,且为肉质,故名肉苁蓉。肉苁蓉,为列当科一年生寄生草本植物肉苁蓉的带鳞叶的肉质茎。多野生于沙漠地带。

【药　性】甘、咸,温。归肾、大肠二经。

【功　效】补肾阳,益精血,润肠燥。

【适应证】

1. 肾阳不足,阳痿早泄,宫冷不孕　肉苁蓉甘温助阳,味咸入血益精补血,且温而不热,补而不腻,为平补之剂。用于肾阳不足,精血亏虚而致阳痿不举、早泄滑精、女子宫冷、久不受孕等症。肉苁蓉丸,以之配伍熟地黄、五味子、菟丝子可治阳痿;肉苁蓉配用紫河车、鹿茸、当归、熟地黄等,用于精血亏败,宫冷不孕。

2. 腰酸足软,筋骨痿弱　补肾阳、益精血,用于肾阳不足,精亏血少而致腰膝冷痛,筋骨无力,足弱筋痿等症,以肉苁蓉配伍枸杞子、杜仲、菟丝子等合用。

3. 耳鸣耳聋,健忘失眠　肉苁蓉平补精阳,补力和缓从容,不峻不烈,用于肾虚耳聋,耳内虚鸣及髓海空虚,健忘失眠等症。如苁蓉丸以肉苁蓉配伍山茱萸、石菖蒲、菟丝子等,用于疗肾虚耳聋;《本草拾遗》用肉苁蓉、鳝鱼二味为末,黄精汁为丸,久服用于髓海不足,失眠健忘。

4. 肾虚精亏,消中易饥　肉苁蓉补阳益精,补而不峻,用于劳欲过度,肾虚精亏而致消谷善饥的中消及烦渴多饮、多食善饥、小便频数的三消证。如《医学指南》以肉苁蓉配伍山茱萸、五味子为末,蜜丸盐酒送下,治疗消中易饥;苁蓉丸则以之配伍熟地黄、山药、黄芪等,治疗三消证。

5. 肾虚精亏,遗溺白浊　肉苁蓉补肾益精,暖而不燥,滑而不泄,用于肾虚精亏,白浊遗溺等症,《圣济总录》以肉苁蓉配伍鹿茸、山药、白茯苓等份为末,米糊丸,枣汤送服。

6. 津伤血枯,肠燥便秘 肉苁蓉甘温质润,无燥烈之害,能温养精血而润燥滑肠,用于虚人、老人津枯便秘、阳虚便秘尤宜。单用肉苁蓉,治高年血枯大便燥结;《济生方》润肠丸以之配伍沉香、麻子仁,用于老人、虚人汗多便秘;《景岳全书》济川煎以之配伍当归、枳壳、牛膝、肉苁蓉等,用于病涉虚损而大便闭结不通。

【用法用量】 水煎服,10～15克;单用大剂量煎服,可用至30克。

【注意事项】 阴虚火旺及便溏腹泻者忌服,胃肠实热而大便干结者,亦不宜用。

七、胡芦巴

【来　源】《嘉祐本草》。胡芦巴,为豆科一年生草本植物胡芦巴的成熟种子。均为栽培品种。

【药　性】 苦,温。归肾经。

【功　效】 温肾助阳,散寒止痛。

【适应证】

1. 寒疝腹痛,腹胁胀痛 胡芦巴,温肾助阳,温经止痛。《本草纲目》记载:"治冷气疝瘕,寒湿脚气,益右肾,暖丹田。"又"元阳不足,冷气潜伏,不能归元者宜之。"用于肾阳不足,寒凝肝脉,气血凝滞所致诸症。常与吴茱萸、川楝子、巴戟天等配伍,用于寒疝腹痛,痛引睾丸;或与附子、硫黄合用,治疗肾脏虚冷,胁胀腹痛;或与当归、乌药等合用,治疗经寒少腹冷痛。

2. 足膝冷痛,寒湿脚气 胡芦巴温肾肝之阳,散筋骨寒湿,用于阳虚气化不行,寒湿下注,足膝冷痛,寒湿脚气症,常与木瓜、补骨脂同用。

3. 阳痿滑泄,精冷囊湿 胡芦巴补肾助阳,用于肾阳不足,命门火衰之阳痿不用,滑泄精冷,头晕目眩等症,常与附子、巴戟天等合用。

【用法用量】 3～10克,水煎服或入丸、散。

【注意事项】 阴虚火旺者忌用。

八、菟丝子

【来　源】 《神农本草经》。菟丝子,为旋花科一年生寄生性蔓草植物菟丝子的成熟种子。多为野生,也有栽培。

【药　性】 甘、温。归肝、肾、脾三经。

【功　效】 补益肝肾,固精缩尿,明目,止泻,止渴,安胎。

【适应证】

1. 阳痿不举,宫冷不孕　菟丝子甘温入肾,善能补益肾阳、肾阴,为平补阴阳之品。用于肾气不足,下元虚损,男子阳痿,女子宫冷等证。与枸杞子、五味子等合用,治疗阳痿、遗精;与山茱萸、覆盆子、枸杞子等合用,治疗妇人虚损,宫冷不孕等症。

2. 遗精遗尿,白带白浊　菟丝子双补肾之阴阳,不燥不腻,用于肾气不足,肾关失固,遗精遗尿,白带白浊之症,具有固精缩尿之功效。与益智仁、蛇床子、韭子等合用,治疗年老体弱,头昏脚弱,夜尿频多,淋浊遗精;与白茯苓、石莲子合用,治疗遗精、白浊;与桑螵蛸、鹿茸、鸡内金配伍,用于小便不禁。

3. 足膝痿弱,腰脚疼痛　菟丝子补肝肾,填精益髓,强健筋骨,用于肝肾不足,腰痛足痿。常与牛膝、防风、补骨脂等合用。

4. 目昏目暗,视物不清　菟丝子益肾养肝,使精血上注而有明目之功能。用于肝肾不足,目失所养所致目暗昏花,视力减退等症。以菟丝子配伍熟地黄、车前子等,以增强药力。

5. 脾虚便溏,泄泻食少　菟丝子既能助阳,又能益精,不燥不腻,为平补肝、肾、脾之良药。常与山药、芡实、鱼鳔等合用,用于脾肾两虚,食少纳差,泄泻便溏等症,或与人参、补骨脂、山茱萸等补气壮阳固涩之品合用,为脾肾双补丸。

6. 脏腑虚劳，阴虚消渴 菟丝子甘温，双补阴阳，用于肾水不足，真阴亏耗，消渴不止之症，可单用。菟丝子与五味子合用，治疗肾水涸燥，口干耳鸣，脚弱眼花之症；与人参、肉苁蓉等合用，治疗脏腑虚劳，下元久冷。

7. 胎元不固，胎动下血 菟丝子补肝肾，固冲任，具有安胎止血之功效。常与续断、桑寄生、阿胶等合用，为寿胎饮。

【用法用量】 10～20克；外用适量。

【注意事项】 阴虚火旺，大便燥结，小便短赤者不宜服。

九、沙苑子

【来　源】 《本草图经》。沙苑子，为豆科一年生草本植物扁茎黄芪的成熟种子。均为栽培品种。

【药　性】 甘，温。归肝、肾二经。

【功　效】 补肾固精，养肝明目。

【适应证】

1. 肾虚腰痛，遗精阳痿 沙苑子甘温兼固涩，有补益肝肾，固精缩尿之功能。用于肾亏腰痛，下元虚冷，与杜仲、续断、胡桃肉等配伍，以增强药力；与芡实、龙骨、牡蛎等合用，以益肾固精；与山茱萸、益智、白茯苓等合用，以滋阴暖精，用于肾虚遗精，腰膝酸软，阴囊湿冷；与淫羊藿、沉香、人参等合用，以益肾壮阳起痿。

2. 目暗不明，目暗昏花 沙苑子益肾精，养肝阴，而有明目之能。用于肝肾不足，目失所养，眼目昏花等症，与蔓荆子、决明子同用；与当归、熟地黄、知母等滋阴养血之品配伍，增强培本明目之功能。

【用法用量】 水煎服。10～20克。

【使用注意】 沙苑子温补固涩，阴虚火旺及小便不利者慎用。

十、锁阳

【来　源】《本草衍义补遗》。锁阳,为锁阳科多年生肉质寄生草本植物锁阳的干燥肉质茎。多为野生。

【药　性】甘,温。归脾、肾、大肠三经。

【功　效】补肾助阳,润肠通便。

【适应证】

1. 阳痿遗精,精冷不育　锁阳甘温,主入肾经,善能补肾助阳,益精养血,具有兴阳益精之功效。多与肉苁蓉相须为用,用于肾阳不足,阳痿遗精,精冷不育之症;与鹿角霜、杜仲、山药等配伍,用于梦遗滑精,目眩耳聋,四肢乏力;与山茱萸、黄芪、黄柏等配伍,用于元阳衰惫,夜多盗汗,遗泄不禁,以涩、清并举,标本兼治。

2. 腰膝痿软,足软无力　锁阳益精兴阳,补益肝肾,强筋壮骨。用于肝肾不足,腰膝无力,步履艰难之症,与黄柏、龟甲等合用。

3. 血虚津亏,阳虚便秘　锁阳甘温质润,益精养血,助阳通便。用于血虚津亏,肠燥便难,以及肾阳衰弱,阴盛冷秘等症;与肉苁蓉、当归、熟地黄等配伍,以增强药力。

【用法用量】　煎服,10~15克。

【注意事项】　阴虚阳旺,脾虚泄泻,实热便秘者忌服。

十一、杜仲

【来　源】《神农本草经》。杜仲,为杜仲科落叶乔木植物杜仲的树皮。野生及栽培均有。

【药　性】甘,温。归肝、肾二经。

【功　效】补肝肾,强筋骨,安胎。

【适应证】

1. 阳痿遗精,遗尿尿频　杜仲甘温,入肝、肾二经,善能补益肝肾,助火壮阳,用治下元虚冷,肝肾不足,阳痿遗精,遗尿尿频等症。与人参、熟地黄、巴戟天等补气养血,壮阳益精之品合用;与山茱萸、小茴香、车前子合用,用于肝肾虚寒,阳痿失溺,小便余沥等症。

2. 腰膝酸痛,筋骨痿软 杜仲补肝益肾,肾充则骨强,肝充则筋健,具有强筋壮骨之功效,用于肝肾不足,筋脉失养,腰膝酸痛,筋骨痿软,诚为要药。可单用酒煎服;或与补骨脂、胡桃肉合用,用于肾虚腰痛;与延胡索、小茴香等散寒止痛之品合用,用于肾气不足,腰痛耳鸣,四肢酸软;与牡丹皮、肉桂等温通血脉,活血散瘀之品同用,用于腰痛连小腹,不得俯仰等症;与川芎、细辛、桂心等泡酒服用,杜仲酒,用于肾虚夹风湿之腰痛。

3. 妊娠下血,胎动不安 杜仲补肝益肾,调理冲任,具有固经安胎之功效。用于肝肾亏损,冲任不固,妊娠下血,胎动不安等症,与续断、枣肉配伍;与人参、艾叶、大枣合用,安胎当归汤。

【用法用量】 3~10克,水煎服。

【注意事项】 杜仲因系温补之品,阴虚火旺者慎用。

十二、补骨脂

【来　源】《开宝本草》。补骨脂因能补肝肾,益精填髓,故名补骨脂。为豆科一年生草本植物补骨脂的成熟果实。均为栽培品种。

【药　性】 辛、苦,温。归肾、脾二经。

【功　效】 补肾壮阳,固精缩尿,温脾止泻,纳气平喘。

【适应证】

1. 阳痿,遗精遗尿 补骨脂辛温,补肾壮阳,用于肾阳不足,命门火衰,阳痿不举等症,与巴戟天、肉苁蓉、沉香等配伍。与菟丝子、枸杞子、黑豆等合用,用于下元虚损,精虚无子,遗精等症;用于肾关不固,小便无度,以补骨脂配伍茴香合用。

2. 腰膝冷痛,酸软乏力 补骨脂补肾阳,壮腰膝,用于肾阳不足,肾府虚冷,肾虚腰痛如折,起坐艰难,俯仰不利,转侧不能之症,与杜仲、胡桃肉、大蒜合用;与胡桃肉合用,用于妊娠腰痛;与防风、白蒺藜、肉桂等祛风寒之品配伍,用于肾虚寒袭,腰膝冷痛。

3. 久泻久痢,五更泄泻 补骨脂温涩,具有补火助阳,温脾止泻之功效,用于脾肾阳虚,五更泄泻,与五味子、肉豆蔻、吴茱萸合用;补骨脂与肉豆蔻合用,加以木香为三神丸,佐以木香、茴香,为四神丸,用于脾肾阳虚之泄泻、五更泄泻;补骨脂与罂粟壳合用,炼蜜为丸,用于水泻久痢,取温补收涩止泻之功;与白术、干姜等配伍,以温中健脾止泻。

4. 肾不纳气,虚寒喘咳 补骨脂补肾助阳,用于肾气亏耗,肾不纳气,呼多吸少,动辄气喘之虚喘证,有纳气平喘之功,常与胡桃肉配伍;与人参、木香、罂粟壳配伍,用于劳嗽虚喘。

5. 脏腑虚损,男女虚劳 补骨脂益脾肾,暖脏腑,益元气,用于元气不足,脏腑虚损,身体羸瘦,神疲志衰之虚劳证;与当归、诃子、肉苁蓉等合用,用于冷劳羸瘦,四肢无力,不思饮食,时泻痢;补骨脂酒浸,用于男女五劳七伤,下元久冷,一切风病,须发早白,四肢疼痛,精神衰疲等症。

6. 肾虚牙痛 补骨脂培补肾阳,用于肾气不足,牙齿疼痛症。

【用法用量】 6～15克,煎汤或入丸、散;外用适量。

【注意事项】 补骨脂温燥,伤阴助火。阴虚火动,梦遗,尿血,小便短涩,目赤口苦舌干,大便燥结,内热作渴,火升目赤,易饥嘈杂,湿热成痿,以致骨乏无力者,皆不宜服用。

十三、益智仁

【来　源】 《开宝本草》。益智仁,李时珍谓:"脾主智,此物能益脾胃故也。"为姜科多年生草本植物益智的成熟果实。多为栽培品种。

【药　　性】　辛,温。归肾、脾二经。
【功　　效】　温肾壮阳,固精缩尿,温脾止泻,摄涎止唾。
【适应证】

1. 腰酸膝软,遗精白浊　益智仁温肾壮阳,固精缩尿,温补之中兼收涩之性。《本草备要》记载:"能涩精固气,温中进食,摄涎唾,缩小便,治呕吐泄泻,客寒犯胃,冷气腹痛,崩带泄精。"治疗下焦虚寒,命门火衰,肾关失固,遗精白浊,腰酸膝软常用之品。与人参、熟地黄、天冬等合用,用于心肾两虚,神疲遗精,腰酸足软等症,同收补肾益血摄精止遗之功;与黄柏、莲蕊等清相火、固精之品合用,用于火旺阴虚,心悸失眠,腰酸遗精;与附子、熟地黄、补骨脂等温阳补火之品配伍,用于命火不足,梦遗滑精症。

2. 小便频数,遗尿尿床　益智仁辛温助阳,固摄肾关;为固精缩尿要药。用于小便频数,夜尿频多等症,与山药、乌药合用;常与茯苓、茯神合用,用于小儿尿床、白浊,有益智散。

3. 妇人崩中,胎漏下血　益智仁温补之中兼有固涩之性,用于妇人脾肾不足,冲任不固,下元失约而致崩中漏下之症,具有标本兼治之功能。单用益智仁碾细,米饮入盐服用,用于妇人崩中;与砂仁合用,用于胎漏下血。

4. 腹痛吐泻,口涎自流　益智仁温助脾肾,且兼收涩之能,用于中焦脾胃虚寒,腹痛吐泻,口多涎唾,有温脾止泻,摄涎止唾之能,常与川乌、干姜、青皮合用,以散寒温里,行气止痛;与肉桂、黄芪、白芍等配伍,用于腹痛喜暖,肠游下血;与槟榔、檀香、沉香等行气消之品合用,用于脘痛腹胀,气逆嗳气;与甘松、香附、丁香等合用,用于小儿脾虚食停疳疾等;与甘草合用,以香口辟臭,摄涎止唾。

5. 寒疝腹痛,痰壅惊痫　益智仁温助脾肾,固摄精气,善能温阳培本。与干姜、小茴香、乌头等暖肝散寒,行气止痛之品合用,用于肝肾寒凝,下元久冷,疝气作痛,少腹挛搐等症;或与天麻、僵蚕、沉香等息风止痉,通阳疏经之品合用,用于小儿脾弱痰盛,因惊致痫,时发抽搐,项背强急,痰涎壅盛,神情如痴等症,共收祛风定惊、疏经消痰,兼顾护脾肾之本之功效。

【用法用量】 3~6克,煎服或入丸、散,也可炒熟嚼服。

【注意事项】 益智仁温燥,伤阴助火,故阴虚火旺,或因热而患遗精、尿频、尿崩等病症者均忌服。

十四、韭菜子

【来　源】 《名医别录》。韭菜子,为百合科多年生草本植物韭菜的干燥成熟种子。野生与栽培均有。

【药　性】 辛、甘、温。归肾、肝二经。

【功　效】 温补肝肾,暖腰膝,助阳,固精。

【适应证】

1. 阳痿遗精,白带白淫　韭菜子甘温,补肾助阳,兼可固精止遗,缩尿止带。《本草纲目》记载:"补肝及命门。治小便频数、遗尿,女人白带白淫。"《滇南本草》记载:"补肝肾,暖腰膝,兴阳道,治阳痿。"用于肾阳虚衰,下元虚冷之阳痿不举,遗精遗尿,单用本品,每日空心生吞一二十粒,盐汤送服;或与麦冬、车前子、菟丝子等配伍应用;与补骨脂、龙骨、益智仁等温补肝肾、涩精止遗;或单味韭菜子,以醋煮,焙干,研末,炼蜜为丸,空腹温酒送服用于肾阳不足,带脉失约,白带白淫;与白果、茯苓、糯米等固冲任、止白带、利湿浊之品同用,以增强药效。

2. 肝肾不足,腰膝痿软　韭菜子温补肝肾,强筋壮骨,用于肝肾不足,筋骨痿软,步履艰难,屈伸不利等症。可以单用,也可以配伍仙茅、巴戟天、枸杞子等壮阳益精药合用。

【用法用量】 3~9克。水煎或入丸、散服。

【注意事项】 韭菜子,阴虚火旺者忌服。

十五、紫河车

【来　源】《本草拾遗》。紫河车,为健康产妇的胎盘。

【药　性】甘、咸,温。归心、肺、肾三经。

【功　效】助阳补精,养血益气。

【适应证】

1. 阳痿遗精,腰酸耳鸣　紫河车禀受人之精血,甘温平补,善能补益肝肾,养益精血,为助阳补精上品。用于肾气亏损,先天不足,精血衰少,阳痿遗精,腰酸耳鸣,房劳精竭等症,单用久服即效;或与人参、熟地黄、天冬等补气养血之品配伍;或配伍鹿茸、海狗肾等补肾壮阳之品合用。

2. 宫冷不孕,小产少乳　紫河车助阳补精,作用温和持久。用于先天不足,肾气亏耗之宫冷不孕及妇女产后,气血不足,生化乏源,瘦弱少乳等症,单用即效;或配伍人参、鹿茸、肉苁蓉等,用于妇女宫冷,久不受孕。

3. 消瘦乏力,面色萎黄　紫河车补气养血,兼益肝肾,用于气血不足之消瘦乏力、面色萎黄、短气懒言之症,单用久服即效;或配伍党参、黄芪、肉桂、当归、熟地黄等合用,以增强药力。

4. 耳目失聪,须发早白　紫河车补气养血,助阳填精,善治男女虚损劳极,耳目失聪,须发早白,或肝肾不足,劳嗽骨蒸,阴虚发热等症,常以紫河车配伍龟甲、人参、黄柏等合用。

5. 肺肾两亏,虚喘劳嗽　紫河车善能补肺气,益肾精,用于肺肾两虚,摄纳无权,呼多吸少的虚喘证,为治肺肾两虚之虚喘证良药。平素单用紫河车久服,具有扶正固本,防止发作之功效;发作时可配伍人参、胡桃、补骨脂、蛤蚧、沉香等,用于偏于虚寒者;与知母、熟地黄、冬虫夏草、地龙、五味子等配伍,用于偏于虚热者。

6. 癫痫日久,神志恍惚　紫河车益肾精,养气血,用于癫痫日久,气血大伤,失志恍惚之症。配伍远志、茯神、人参等合用。

【用法用量】 2～4克,研末装胶囊吞服,每日2～3次,重症用量加倍,也可入丸、散。

如用鲜胎盘,每次0.5～1个煮服,每周2～3次。现已制成胎盘糖衣片供口服及胎盘注射液,可供肌内注射。

【注意事项】 紫河车阴虚内热,不宜使用。

十六、冬虫夏草

【来　源】 《本草纲目拾遗》。冬虫夏草。因冬季为虫,夏季为草,故名冬虫夏草。为麦角菌科真菌冬虫夏草寄生蝙蝠蛾科昆虫幼虫上的子座,及幼虫尸体的复合体。均为野生。

【药　性】 甘,平。归肺、肾二经。

【功　效】 益肾补肺,止血化痰,止嗽定喘。

【适应证】

1. 久咳虚喘,劳嗽咯血　冬虫夏草味甘性平,为平补肺肾之品。善能补肺气,益肺阴,补肾阳,益精血,兼能止血化痰。用于肺肾两虚,摄纳无权,久咳虚喘,劳嗽咯血,具有止嗽定喘,标本兼治之功效。常与人参、黄芪、补骨脂、蛤蚧、胡桃肉等温肾补气,纳气定喘之品合用,用于久咳虚喘;与沙参、阿胶、川贝母、三七、百部等润肺化痰,止咳平喘,养阴止血之品合用,用于肺肾阴虚,劳嗽咯血。

2. 阳痿遗精,腰膝酸痛　冬虫夏草平补肾阳肾精,有补肾起痿之功效。用于肾阳不足,精血亏虚之阳痿遗精、腰膝酸痛,可单用冬虫夏草浸酒服,或与熟地黄、鹿茸、杜仲、淫羊藿、海狗肾等补肾壮阳,养阴填髓之品合用。

3. 体虚自汗,头晕贫血　冬虫夏草既能补肾固本,又能补肺实卫,且甘平之性,不燥烈,不滋腻,用于病后体虚不复,自汗恶寒,头晕目眩,贫血少津,易成风寒者,以冬虫夏草配鸡、鸭、鱼、肉等同用炖服,有培正固本、滋养强壮之功效。《本草纲目拾遗》记载,炖老鸭法:用夏草冬虫三五枚,老公鸭1只,去肚杂,将鸭头劈开,纳药于中,仍以线扎好,酱油、酒如常,蒸烂食之。其药气能从头中直贯鸭全身,无不透浃。

【用法用量】 5~10克,煎汤服,或用15~30克与鸡、鸭、猪肉等炖服,也可入丸、散服。

【注意事项】 阴虚火旺者,不宜单独应用。本药为平补之品,久服方效。

十七、蛤蚧

【来　源】 《开宝本草》。蛤蚧,李时珍谓:"蛤蚧因声而名。"为脊椎动物壁虎科动物蛤蚧已去内脏的干燥体。过去多系野生,现在已大量人工培养。

【药　性】 咸,平。归肺、肾二经。

【功　效】 补肺益肾,助阳益精,纳气定喘。

【适应证】

1. 久咳虚喘,劳嗽咯血　蛤蚧兼入肺肾二经,善能补肺气、益肺阴、助肾阳,用于肺肾两虚,肾不纳气而致动则气喘,言语难续之虚喘证,为纳气定喘良药。《本草经疏》记载:"蛤蚧,其主久肺劳咳嗽,淋沥者,皆肺肾为病,劳极则肺肾虚而生热,故外邪易侵,内证兼发也。蛤蚧属阴,能补水之上源,则肺肾皆得所养,而劳热咳嗽自除;肺朝百脉,通调水道,下输膀胱,肺气清,故淋沥,水道自通也。"蛤蚧与人参、五味子、补骨脂等配伍,有人参蛤蚧汤;与杏仁、川贝母、紫菀等化痰止咳养阴之品合用,用于虚劳咯血,有蛤蚧丸。

2. 阳痿不举,遗精滑泄　蛤蚧助阳益精,补肾养血,平而不燥不烈。用于精亏血少,阳虚衰惫之阳痿不举,遗精滑泄,有固本培元,助阳道之功效。《本草再新》记载:"温中益肾,固精助阳,通淋行血。"与补骨脂、益智仁、巴戟天等配伍;或单用蛤蚧泡酒服用。

【用法用量】 研末服,每次1~2克,口服3次。亦可浸酒服用1~2对,也可用蛤蚧1对清炖,或加瘦肉、冬虫夏草炖服。蛤蚧还可水煎服,每次3~7克。

【注意事项】 外感风寒喘嗽及阳虚火旺者忌服。

十八、林蛙

【来　源】 《神农本草经》。林蛙为脊索动物门两栖纲蛙科动物中国林蛙(蛤士蟆)的干燥输卵管。均系野生。

【药　性】 甘、咸,平。归肺、肾二经。

【功　效】 补肾益精,养阴润肺。

【适应证】

1. 病后体虚,盗汗神衰　林蛙甘平补益,咸以入血,归肺、肾二经,善能补益肺肾之精血,有强壮体魄,补虚扶羸之能。《中药志》记载:"补虚,退热,治体虚,精力不足。"用于病后、产后,伤血耗气,虚弱羸瘦,神衰盗汗等症。每单用奏效;与党参、白术、黄芪、阿胶为丸,用于盗汗症。

2. 劳嗽咯血　林蛙补肺益肾,《饮片新参》记载:"养肺、肾阴,治虚劳咳嗽。"用于肺肾阴伤,劳嗽咯血。林蛙与白木耳蒸服,有良效;与蛤蚧、人参、熟地黄、胡桃肉等同入丸散,以增强养阴止咳,纳气定嗽之力。

【用法用量】 3~10克,蒸汤内服或入丸、散剂用。

【注意事项】 外感初起及食少便溏者慎用。

十九、海狗肾

【来　源】 《药性论》。海狗肾,为海狗科动物海狗,或海豹科动物海豹的雄性外生殖器。均为野生。

【药　性】 咸,热。归肾经。

【功　效】 暖肾壮阳,益精补髓。

【适应证】

1. 阳痿精冷，精少不育 海狗性热壮阳，咸以入肾，且为血肉有情之品，有较强暖肾壮阳，益精补髓之功效。《日华子本草》记载："益肾气，暖腰膝，助肾阳。"常与人参、鹿茸、附子等药合用，用于肾阳衰惫，腰膝痿弱消瘦，阳痿不举，精冷不育，尿频便溏，腹中冷痛等症，以增强壮阳散寒，暖肾益精之效；海狗肾与鹿茸、紫河车、人参合用，治疗精少不育之症。

2. 肾阳衰微，心腹冷痛 海狗肾与鹿茸、紫河车、人参同用长于补肾壮阳，用于肾阳衰微，下元久冷，虚寒攻冲，心腹冷痛；以海狗肾配伍吴茱萸、甘松、高良姜等温里散寒，温肾助阳之品合用，共收补阳散寒之功效。

【用法用量】 研末服，每次1~3克，每日2~3次。入丸、散或泡酒服，随方定量。

【注意事项】 海狗肾阴虚火炽及骨蒸劳嗽等忌用。

二十、海马

【来　源】《本草拾遗》。海马，因生于海，形似马，故名海马，为海龙科动物线纹海马、刺海马、大海马、三斑海马或小海马（海蛆）的干燥体。野生与养殖均有。

【药　性】 甘、温。归肝、肾二经。

【功　效】 补肾壮阳，调气活血。

【适应证】

1. 阳痿、遗精遗尿 海马甘温，温肾阳，壮阳道，用于肾阳衰惫，阳痿不举，肾关不固，遗精遗尿等症。常与鹿茸、人参、熟地黄等配伍应用；与鱼鳔、枸杞子、大枣合用，以温肾止遗，用于夜尿频繁。

2. 肾虚作喘 海马补益肾阳，具有引火归原，接续真气之功效。用于肾阳不足，摄纳无权之虚喘，常与蛤蚧、胡桃肉、人参、熟地黄等配伍,以增强药力。

3. 积聚癥瘕,跌打损伤　海马入血分,具有助阳活血,调气止痛之功能。用于气滞血瘀,聚而成形之积聚癥瘕,与木香、大黄、巴豆等合用,用于血脉不畅,跌打瘀肿,亦可与血竭、当归、川芎、乳香、没药等配伍,外用。

4. 疔疮肿毒　海马调气活血,能使血瘀得散,气滞得通,用于气血凝滞,荣卫不和,经络阻塞,肌肉腐溃之疮疡肿毒,恶疮发背,可与穿山甲、水银、朱砂等配伍。

【用法用量】　内服:煎汤 3~9 克;外用适量,研末敷患处。

【注意事项】　孕妇及阴虚火旺者忌服。

第三节　补肾填精固涩药

以酸敛收涩,甘温补虚,主入肾、膀胱经,具固肾涩精,缩尿止遗作用,为收敛固涩药。主要用于肾虚失藏,下焦不固或肾虚不摄,膀胱失约所致的遗精滑精,遗尿尿频等,为填精固涩药。常与补肾药配伍合用。收涩药有敛邪之弊,故表邪未解,或内热有湿,或郁热未清,以及湿热下注所致遗精、尿频等,均不宜用。

一、山茱萸

【来　源】　《神农本草经》。山茱萸,李时珍谓:"本经一名蜀酸枣,今人呼为肉枣,皆象形也。"为山茱萸科落叶小乔木植物山茱萸的成熟果肉。多为野生,也有栽培。

【药　性】　酸、涩,微温。归肝、肾二经。

【功　效】　补益肝肾,涩精缩尿,固经止血,敛汗固脱。

【适应证】

1. 腰膝酸软,头晕耳鸣,阳痿不举　山茱萸酸温质润,入肝、肾经,善能补益肝肾,其性温而不燥,补而不腻,既能补肾益精,又能温肾助阳。《药性论》记载:"补肾气,兴阳道,添精髓,疗耳鸣。"与滋阴补肾的熟地黄、山药等合用。用于肝肾不足,精血亏虚的腰膝酸软,头晕耳鸣者。

2. 畏寒肢冷,宫寒带下,五更泄泻 腰膝酸软或冷痛,畏寒肢冷,妇女宫寒不孕、白带清稀。或大便久泻不止,完谷不化,五更泄泻,夜尿频多的肾阳不足者,与附子、肉桂、熟地黄等同用。《本草新编》记载:"人有五更泄泻,用山茱萸二两为末,米饭为丸,临睡之时,一刻服尽,即用饭压之,戒饮酒行房,三日而泄泻自愈。盖五更泄泻,乃肾气之虚,山茱萸补肾水,而性又兼涩,一物二用而成功也。推之精滑可止也,小便可缩也……"肾阳不足,畏寒肢冷,阳痿不举者,与肉桂、附子、鹿角胶、熟地黄等同用收效。

3. 遗精滑精,遗尿尿频 《本草新编》记载:"山茱萸补肾水,而性又兼涩,一物二用而成功也,推之而精滑可止也,小便可缩也。"山茱萸味酸而涩,既能补肾益精,又能温肾助阳,补中又可固肾涩精缩尿,与补骨脂、当归等合用,用于肾阳不足,下元不固的遗精、滑精、腰酸者;与熟地黄、枸杞子、菟丝子等合用,用于因肾失封藏,真阴亏损而遗精、梦遗者,肾虚、心脾不足所致的遗尿,形体消瘦者;与桑螵蛸、黄芪、茯神、羊脬等合用,达到补肾益心,缩尿止遗之功;与覆盆子、益智仁、人参、白术同煎服,用于老人肾气虚小溲不节,或自遗不禁者。

4. 崩漏下血,月经过多 《药性论》记载:山茱萸能"止月水不定",此为取其补肾固涩之功效。山茱萸入下焦,能补肝肾,固冲任,固经止血,用于妇人肝肾不足,冲任亏损而崩漏下血,或月经过多者,常与熟地黄、当归、白芍等合用,以养肝血,补肾固经;脾气虚弱,冲任不固之漏下不止者,与黄芪、白术、龙骨等合用,以益气摄血,固冲止漏。

5. 体虚欲脱,大汗不止 山茱萸气薄味厚,酸涩收敛,又能收敛止汗,补虚固脱,张锡纯谓:"萸肉既能敛汗,又善补肝,是以肝虚极而元气将脱者,服之最效。"与人参、附子、龙骨等合用,用于久病虚脱或大汗、误汗之大汗淋漓、肢冷、脉微阳气欲绝者。

6. 肾虚气喘 山茱萸与五味子等合用,以滋阴纳气,用于肾虚不能纳气的虚喘。

【用法用量】 水煎服,6～10克,或入丸散;大剂量可用30克。

【注意事项】 山茱萸温补收敛,故命门火炽,素有湿热,小便淋涩者不宜。

二、金樱子

【来　源】《名医别录》。金樱子,因其形似马缨,色黄红,故名金樱子。为蔷薇科常绿攀缘植物金樱子的成熟果实,均为野生。

【药　性】 酸、涩,平。归肾、膀胱、大肠三经。

【功　效】 固精,缩尿,涩肠止泻。

【适应证】

1. 遗精,滑精 金樱子味酸而涩,功专固敛。《名医别录》记载:金樱子"涩精气"。《本草新编》记载:"金樱子,世人竟采以涩精,谁知精滑非止涩之药可止也。遗精梦遗之症,皆尿窍闭而精窍开,不兼用利水之药以开尿窍,而仅用涩精之味以固精门,故愈涩而愈遗也。所以用金樱子,必须兼用芡实、山药、莲子、薏苡仁之类,不单止遗精而精滑反涩,用涩于利之中,用补于遗之内,此用药之秘,而实知药之深也。"金樱子善固精止遗,常用于肾气不足,精关不固之遗精、滑精、尿频等,可用金樱子膏,即单用金樱子熬膏服;水陆二仙丹,即用金樱子与芡实为丸服,治遗精、尿频、白浊、白带过多等;或与菟丝子、补骨脂等合用,以益肾固精。

2. 遗尿,尿频《泉州本草》记载,金樱子"治小便频数,多尿小便不禁"。《本草经疏》记载:"《十剂》云,涩可去脱。脾虚滑泄不禁,非涩剂无以固之。膀胱虚寒则小便不禁,肾与膀胱为表里,肾虚则精滑,时从小便出,此药(金樱子)气温,味酸涩,入三经而收敛虚脱之气,故能主诸证也。"金樱子酸涩,入肾、膀胱经,能固肾缩尿止遗;肾气不足,膀胱失约的遗尿、尿频者,与桑螵蛸、益智仁、山药等合用,以补肾缩尿止遗。

3. 带下证 金樱子能固涩止带,《滇南本草》记载"金樱子,治血崩带下"。故可用于肾气亏虚,带脉失约,带下清稀之证,可与椿根皮、鸡冠花、芡实等合用,以增强固涩止带之功效。

4. 肾虚白浊 《本草纲目》载:"金樱子,无故而服之,以取快欲,则不可;若精气不固者服之,何咎之有。"金樱子用于肾气不固,清浊不分,小便浑浊之白浊者,与益肾固精之芡实合用,为水陆二仙丹。

5. 久泻,久痢 金樱子味酸收敛,涩以固脱,善能涩肠止泻。《蜀本草》记载:金樱子"治脾泄下痢"。故常用于脾虚失运,气虚而陷的久泻久痢者。脾虚下利,久虚泄泻下痢者,用金樱子煎,即单味金樱子煎服。与党参、白术、芡实等合用,用于脾虚泻痢;金樱子配莲子、芡实、罂粟壳,用于慢性痢疾等。

【用法用量】 水煎服,6~18克,熬膏或为丸服。

【注意事项】 金樱子功专收涩,故有实火、邪实者不宜使用。

三、覆盆子

【来　源】 《名医别录》。覆盆子因其为聚合果,子似覆盆之形,故名覆盆子。为蔷薇科落叶灌木植物华东覆盆子的干燥果实,均为野生。

【药　性】 甘、酸,微温。归肝、肾、膀胱三经。

【功　效】 益肾,固精,缩尿,明目。

【适应证】

1. 遗尿,尿频 覆盆子,甘温可助阳,酸涩以缩尿,其入肾、膀胱经,能温补肾阳而固涩缩尿。《本草经疏》记载:覆盆子能"益肾脏,缩小便"。用于肾气不足,下元虚冷,膀胱失约所致的遗尿,小便余沥,尿频等,常与海螵蛸、益智仁、金樱子等固肾缩尿之品合用。

2. 遗精,滑精　《本草通玄》记载覆盆子"强肾而无燥热之偏,固精无凝涩之害"。入肾经,善能补肾益精,固涩止遗,常与菟丝子、金樱子、芡实等固肾涩精之品合用。

3. 阳痿,不孕　覆盆子甘酸微温,可补可收,能补阴益精气,敛耗散之气而生精液,起阳事,固精关,常用于肾阳不足,精寒精清,阳痿不举,遗泄不育及妇女宫冷不孕等,常与枸杞子、菟丝子、五味子等配伍,或与鹿茸、巴戟天、肉苁蓉等合用,具有温肾壮阳,益精补髓之功效。故《本品通玄》记载:覆盆子能"起阳治痿"。《本草述》谓其"或补肾元阳,或益肾阴气,或专滋精血,随其所宜之主,皆能助阳为理也"。

4. 肝肾不足,目暗不明　覆盆子酸甘能化阴,入肝肾,有益肝肾明目作用,久服能改善视力,《本草从新》记载:能"补肝虚而能明目"。《本经》谓:"主安五脏,脏者阴也。凡子皆坚实,多能补中,况有酸收之力,自能补五脏之阴而益精气。"凡子皆重,多能益肾,而此又专入肾阴,能坚肾气,强志倍力有子,皆补益肾阴之效也。肝肾不足,两目昏花,视物不清等,可单用或与枸杞子、熟地黄、桑椹、菟丝子等配伍。

【用法用量】　煎服,6～10克。

【注意事项】　肾虚有火、小便短涩者慎用。

四、桑螵蛸

【来　源】　《神农本草经》。桑螵蛸,李时珍谓:"其子房名螵蛸者,其状轻飘如绡也。为螳螂之卵鞘,其轻如绡,采自桑树,故名桑螵蛸。为螳螂科昆虫大刀螂、小刀螂或巨斧螳螂的卵鞘。"分别习称"团螵蛸""长螵蛸"及"黑螵蛸"。均为野生。

【药　　性】　甘、咸,平。归肝、肾二经。

【功　　效】　补肾助阳,固精缩尿。

【适应证】

1. 肾虚遗精、滑精、白浊　《药性论》记载:桑螵蛸主"男子肾衰漏精,精自出"。桑螵蛸甘咸入于肾,善能补肾固精止浊,治下元不足,精关不固之遗精、白浊者,常以桑螵蛸与收敛固涩之龙骨相须为用;或与龙骨、五味子、制附子合用,名桑螵蛸丸;与山茱萸、菟丝子、沙苑子、覆盆子等合用,以增强补肾固精之功用。肾阳不足,膀胱虚冷,小便如泔淀者,与萆薢、补骨脂、菟丝子、龙骨等合用,名桑螵蛸散。故《本草衍义》谓:"男女虚损,肾衰阴痿,梦中失精,遗尿,白浊疝瘕,不可缺也。"

2. 遗尿尿频　桑螵蛸能补肾助阳,缩尿止遗,用于肾阳不足,膀胱虚冷之遗尿尿频之证,桑螵蛸可单用,或配方用;桑螵蛸常与龙骨、人参、茯神、龟甲等合用,用于心肾双虚遗尿尿频者;妊娠肾气不足,小便频数而不禁者,单用桑螵蛸捣散服;兼中气不足而遗尿、尿频者,宜与益气升提的黄芪、升麻等合用;老人肾阳不足,摄纳无权之小便频数或不禁者,与山茱萸、菟丝子等合用。

3. 肾虚阳痿　《本经逢原》记载:"桑螵蛸,肝肾命门药也。功专收涩,故男子虚损,肾虚阳痿,梦中失精,遗溺白浊方多用之。"桑螵蛸又具有补肾助阳之功效,与鹿茸、肉苁蓉、补骨脂、菟丝子等补肾壮阳之品合用,用于肾阳不足的阳痿。

【用法用量】　煎服,3~10克。

【注意事项】　桑螵蛸助阳固涩,故阴虚多火,膀胱有热而小便频数者忌用。

五、芡实

【来　　源】　《神农本草经》。芡实,李时珍谓:"芡可济俭歉,故谓之芡。"因用其果仁入药,故名芡实。为睡莲科一年生水生草本植物芡的成熟种仁。野生或栽培均有。

【药　　性】　甘、涩,平。归脾、肾二经。

【功　　效】　健脾止泻,益肾固精,除湿止带。

【适应证】

1. 脾虚泄泻　《本草求真》谓:芡实"惟其味甘补脾,故能利湿,而泄泻腹痛可治"。又谓:"芡实如何补脾,以其味甘之故;芡实如何固肾,以其味涩之故。惟其味甘补脾,故能利湿,而泄泻腹痛可治;惟其味涩固肾,故能闭气,而使遗带小便不禁皆愈。功能与山药相似,而山药之阴,本有过于芡实,而芡实之涩,更有甚于山药;且山药兼补肺阴,而芡实则止脾肾而不及于肺。"芡实甘平补脾,善能除湿,涩能收敛。多与党参、白术、茯苓、莲子、白扁豆、山药、莲子等合用,用于脾气虚弱,湿盛下注,久泻不愈之证。

2. 肾虚遗精、白浊、小便不禁　芡实甘涩收敛,入足少阴肾经,善能益肾固精。《本草求真》记载:"芡实如何固肾,以其味涩之故。"《本草从新》记载:芡实能"补脾固肾,治梦遗滑精"。常用于肾气不固所致的腰膝酸软,遗精滑精者,与金樱子相须为用,为水陆二仙丹;亦可与沙苑子、龙骨、莲须等合用,以增强固肾涩精之功效。肾气不足之白浊者,《本草纲目》谓:"芡实,止渴益肾,治小便不禁,遗精白浊带下"用芡实与茯苓合用或与沙苑子、桑螵蛸、萆薢等合用。芡实有甘补而涩,固肾而摄之功,常与菟丝子、益智仁、桑螵蛸等温肾缩尿之品合用,用于肾元不固的小便不禁或小儿遗尿之证效著。

3. 带下证　《本草经百种录》记载:"鸡头实,甘淡,得土之正味,乃脾肾之药也。脾恶湿而肾恶燥,鸡头实淡渗甘香,则不伤于湿,质黏而涩,而又滑泽肥润,则不伤于燥,凡脾肾之药,往往相反,而此则相成,故尤足贵也。"芡实,甘淡敛涩,能益肾健脾,收敛固涩,除湿止带,为治带下证常用之品。与清热利湿之黄柏、车前子等合用,用于脾虚湿热带下色黄,质稠腥臭者;与山茱萸、菟丝子、金樱子等补肾固涩之品合用,用于脾肾两虚,下元虚冷,带脉失约,任脉不固而带下清稀如注者。

【用法用量】 水煎服,10～15克。

【注意事项】 芡实性涩敛,大便秘结或小便不畅者不宜用。

六、五味子

【来　源】《神农本草经》。五味子,因其果实五味具有,故名五味子。为木兰科多年生落叶木质藤本植物五味子,或华中五味子的成熟果实,前者为北五味子,后者习称南五味子。多为野生,也有栽培。

【药　性】 酸、甘,温。归肺、肾、心三经。

【功　效】 敛肺滋肾,生津敛汗,涩精止泻,宁心安神。

【适应证】

1. 久咳虚喘　《本草备要》记载:五味子"专收肺气而滋肾水"。酸能收敛,性温而润,上能敛肺气,下能滋肾阴,常用于肺虚咳嗽及肺肾两虚之喘咳。肺肾两虚喘咳者,与山茱萸、熟地黄、山药等合用。

2. 津伤口渴,阴虚消渴　《神农本草经》记载,五味子"主益气……补不足"。《本草备要》记载,五味子"性温,五味俱备,酸咸为多,故专收敛肺气而滋肾水,益气生津,补虚明目。强阴涩精,退热敛汗……除烦渴"。五味子甘以益气,酸能生津,具有良好的益气生津止渴之功效。与人参、麦冬合用,以益气养阴生津,用于热伤气阴,心悸脉虚,口渴汗多者;与山药、知母、天花粉、黄芪等益气生津药合用,用于阴虚内热,口渴多饮的消渴者;与人参、麦冬、天花粉、乌梅、黄芪等合用,用于消渴及热病伤津,口渴多饮者。

3. 遗精,滑精　《本草备要》记载,五味子能"强阴涩精"。五味子酸涩性温,能补肾涩精止遗。与麦冬、山茱萸、熟地黄、山药等滋阴降火,涩精止遗药合用,用于阴虚火旺,梦遗泄精者;与桑螵蛸、龙骨、附子等补火助阳,固肾收涩药合用,用于肾失固藏,阳虚滑精者。

4. 自汗,盗汗 《本草通玄》记载,五味子能"敛汗"。五味子味酸敛汗之力强,既能益气固表敛肺止汗,又能滋阴生津敛汗止汗。气虚自汗者,常与党参、黄芪、白术、牡蛎等合用;阴虚盗汗者,与玄参、麦冬、山茱萸、生牡蛎等配伍。

5. 久泻不止 五味子能涩肠止泻。与吴茱萸同炒香研末,米汤送服,或与补骨脂、肉豆蔻、吴茱萸等温脾肾,止泻泻药合用,用于脾肾虚寒久泻不止者。

6. 心悸,失眠,多梦 五味子既能收敛心气,滋肾补阴,又能宁心安神。与丹参、麦冬、生地黄、酸枣仁等合用,用于阴血亏损,心神失养,或心肾不交的虚烦心悸、失眠多梦者。

【用法用量】 煎汤,3~6克;研末服,每次1~3克。

【注意事项】 五味子酸涩收敛,凡表邪未解,内有实热,咳嗽初起,均不宜用。

七、莲子

【来　源】 《神农本草经》。莲子,李时珍谓:"莲者连也,花实相连而出也。"以其莲之种子入药,故名。为睡莲科多年生水生草本植物物的成熟种子,多为栽培。

【药　性】 甘、涩,平。归脾、肾、心三经。

【功　效】 补脾止泻,益肾固精,养心安神。

【适应证】

1. 脾虚泄泻 《本草纲目》记载:"莲之味甘,气温而性涩,禀清香之气,得稼穑之味,乃脾之果也。"莲子甘可补脾,涩能止泻,常用于脾虚久泻,食欲不振等。与人参、茯苓、白术等合用,为参苓白术散;与温补脾肾,涩肠止泻之肉豆蔻、补骨脂等合用,用于脾肾两虚,久泻不止者。

2. 遗精滑精 《日华子本草》记载:"治腰痛,泄精。"《本草纲目》记载:其能"固精气"。更有《王楸药解》记载:"莲子甘平,甚益脾胃,而固涩之性,最宜滑泄之家,遗精便溏,极为良效。"莲子味甘而涩,入于肾经,能益肾固精,常用于肾气不足,精关不固之遗精、滑精,与龙骨、山茱萸、覆盆子等合用,共奏益肾固精之功;与沙苑子、芡实、龙骨等合用具有补肾固精,养肝明目之功,用遗精、滑精。与益智仁、龙骨等合用,用于心肾不足的小便白浊,梦遗滑精者。

3. 带下证 莲子入于脾肾,既能补脾益肾,又能固涩止带,为脾虚、肾虚带下常用之品。与健脾的白术、茯苓合用,用于脾虚失运,水湿下注的带下量多色白,身倦纳少者;与芡实、山药、山茱萸等合用,用于脾肾虚弱,带脉失约的带下清稀,腰膝酸软者。

4. 心肾不交,虚烦失眠 《神农本草经》记载,莲子能"养心,益气力"。《本草备要》记载:莲子能"清心除烦"。莲子入心、肾二经,能补心血,安心神,益肾气,交心肾,可用于心肾不交而见虚烦、心悸、失眠者,与酸枣仁、茯苓、远志等养心安神之品合用。

5. 淋证 清心莲子饮,为《太平惠民和剂局方》之方剂,以莲子与黄芩、麦冬、车前子等组成,用于心火上炎,湿热下盛致小便淋涩赤痛者;亦以莲子与甘草、灯心草组成,用于心经虚热,小便赤浊者。

【用法用量】 煎汤,10~15克,去心打碎用。

【注意事项】 大便燥结者不宜用。

第四章 古今补肾名方选介

补，说文解字，作动词，补养，滋补。中医补法，亦称补益法，是补益人体气血阴阳，主治各种虚证的治疗方法。虚证为正气虚弱所致，包括脏腑气血阴阳的不足。而补法则通过补益气血阴阳以增强或提高机体的生理功能，改善机体虚弱状态，提高其抗病能力之目的。故《内经》所谓："虚则补之""损者益之""劳者温之"。

虚证有气、血、阴、阳的偏虚及气血两虚、阴阳俱虚的不同，因此补法分为补气、补血、补阴、补阳及气血双补、阴阳并补几类。《素问·阴阳应象大论》曰："形不足者，温之以气；精不足者，补之以味。"张景岳谓："凡气虚者，宜补其上，人参、黄芪之属是也；精虚者，宜补其下，熟地、枸杞之属是也；阳虚者，宜补而兼暖，桂、附、干姜之属是也；阴虚者，宜补而兼清，门冬、芍药、生地之属是也。"补气法，以补益五脏诸气之不足，尤以肺脾气虚多见，症见面色㿠白，气短乏力，自汗恶风，食少便溏，舌淡苔白，脉弱等，代表方为四君子汤、参苓白术散、补中益气汤、玉屏风散、生脉散。补血法，以主治血虚证，与心、脾、肝三脏功能失常关系最为密切，症见面色萎黄，唇爪无华，头晕目眩，心悸失眠，以及妇女月经量少，质稀色淡，或经闭，舌淡脉细等，代表方为四物汤、归脾汤、当归补血汤，"气为血之帅，血不独生，赖气以生之"，补血不忘补气。补阴法，以功能滋养人体的阴精津液，用于阴虚证，引起阴液不足，并以肾、肝、肺三脏的阴虚为多见，症见形瘦颧红，潮热骨蒸，五心烦热，腰膝酸软，头晕目眩，耳鸣耳聋，盗汗遗精，咳嗽咯血，口干舌燥，舌红少苔，脉细数等，代表方为六味地黄丸、百合固金汤。因"阴虚则内热，阴根于阳"，故补阴法常与清法、补阳法合用，以滋阴降火，"阳中求阴",代表方为大补阴丸、左归丸。补阳法,善补人体阳气,主治阳虚证。多与脾、肾功能低下有关,其中肾阳不足,症见畏寒肢冷,腰膝冷痛,少腹拘急,小便不利或反多,阳痿早泄,久不孕育,舌淡苔白,脉沉迟等,代表方为肾气丸、右归丸。由于"阳根于阴",因此补阳法常与补阴法配伍,以"阴中求阳",又"阳虚则外寒",故有时亦与温法合用。本章分别从补肾阴、补肾阳、阴阳并补、填精固涩经典名方进行选介。

第一节 补肾阴的经典方药

补肾阴剂是以治疗阴虚证的方剂。阴虚的症状表现为肢体羸瘦,面容憔悴,口燥咽干,虚烦不眠,大便干燥,小便短黄,甚则骨蒸盗汗,呛咳无痰,颧部发红,梦遗滑精,腰酸背痛,脉沉细数,舌红少苔、少津等。常用地黄、麦冬、天冬、龟甲等组方,代表方如六味地黄丸、左归丸、大补阴丸等。

一、六味地黄丸

【来　源】《小儿药证直诀》。

【组　成】熟地黄、山茱萸、淮山药、泽泻、茯苓、牡丹皮。

【用　法】上为末,炼蜜为丸,如梧桐子大,每服3丸,空腹温水化下(现代用法:炼蜜和丸,每丸约重15克,成年人每服1丸,每日3次,空腹时服,开水送下,或水煎服)。

【功　效】滋补肝肾。

【主　治】肝肾阴虚。腰膝酸软,头目眩晕,耳鸣耳聋,盗汗遗精,以及小儿囟开不合之症。或虚火上炎而致骨蒸潮热,手足心热,或消渴,或虚火牙痛,口燥咽干,舌红少苔,脉细数。

【方　证】肾为先天之本,肾阴为一身阴液之根本,故肾阴不足不仅在诸阴虚证中最重,而且常变诸证,症状表现复杂,故有"五脏之伤,肾为最重"之说。腰为肾之府,肾主骨生髓,齿为骨之余,肾阴不足,精亏髓少,骨失所养,则腰膝酸软无力,牙齿动摇;脑为髓之海,肾阴亏损,髓海空虚,则头晕目眩;肾开窍于耳,肾阴不足,精不上承,则耳鸣耳聋;肾藏精,为封藏之本,肾阴虚损,水不制火。相火内扰精室,则遗精;阴虚生内热,甚者虚火上炎,则骨蒸潮热,消渴,盗汗,舌红少苔,脉沉细数等。小儿囟门久不闭合,亦为肾虚生骨迟缓所致。

【方　解】　六味地黄丸系将《金匮要略》的肾气丸,减去桂枝、附子所组成。原著用治小儿肝肾阴虚不足之证。

肾为先天之本,肾主骨生髓,《灵枢·海论》记载:"脑为髓之海","髓海不足,则脑转耳鸣,胫痠眩冒",故腰膝酸软,头目眩晕,耳鸣耳聋等,皆为肾阴虚,髓海不足所致。小儿囟开不合,是亦肾虚则生骨迟缓而成。肾为阴阳(水火)并存之脏,肾阴虚则阳易亢,亦即所谓"水亏火旺"之类。盗汗,遗精,骨蒸潮热,消渴,牙痛,口燥咽干,舌红少苔等症,俱属阴虚阳亢,或水亏火旺所导致。故本方立法,以肾、肝、脾三阴并补而重在补肾阴为主。柯琴谓:"肾虚不能藏精,坎宫之火无所附而妄行,下无以奉春生之令,上绝肺金之化源。地黄禀甘寒之性,制熟味更厚,是精不足补之以味也,用以大滋肾阴,填精补髓,壮水之主,以泽泻为使,世或恶其泻肾而去之。不知一阴一阳者,天地之道;一开一合者,动静之机。精者属癸,阴水也,静而不走,为肾之体;溺者属壬,阳水也,动而不居,为肾之用。是以肾主液,若阴水不守,则真水不足,阳水不流,则邪水逆行。故君地黄以护封蛰之本,即佐泽泻以疏水道之滞也。然肾虚不补其母,不导其上源,亦无以固封蛰之用。山药凉补,以培癸水上源;茯苓淡渗,以导壬水上源。加以茱萸之酸温,借以收少阳之火,以滋厥阴之液;丹皮辛寒,以清少阴之火,还以奉少阳之气也。滋化源,奉生气,天癸居其所矣。壮水制火,特其一端耳。"方中熟地黄滋肾阴,益精髓是为君药。山茱萸酸温滋肾益肝,山药滋肾补脾,共成三阴并补以收补肾治本之功,亦即王冰所谓:"壮水之主以制阳光"之义。本方配伍的另一特点是"补中有泻",即泽泻配熟地黄而泻肾降浊;牡丹皮配山茱萸以泻肝火;茯苓配山药而渗脾湿。此即所谓"三泻",或称"三开"。如此配伍,虽是补泻交用,但是配"泻"是为防止滋补之品产生滞腻之弊,实际还是以补为主。再从本方"补"与"泻"的用药量来看,"三补"的用药量大于"三泻"的用量,这也说明本方滋补是为主的一个方面。

【适应证】 六味地黄丸,现代常用于治疗慢性肾炎、高血压病、糖尿病、肺结核、肾结核、甲状腺功能亢进、神经衰弱、更年期综合征等辨证属肝肾阴虚证候者。

【附 方】 知柏地黄丸、杞菊地黄丸、七味都气丸、归芍地黄丸、麦味地黄丸、杞菊地黄丸都以六味地黄丸为基础加味组成,均有滋阴补肾的作用。

1. 知柏地黄丸(《医宗金鉴》) 又名知柏八味丸,系将六味地黄丸加知母、黄柏二味配为蜜丸,或作汤剂煎服。丸剂、汤剂服法与六味地黄丸同。功效:滋阴降火。主治:阴虚火旺而致的骨蒸劳热,虚烦盗汗,腰脊酸痛,遗精等证。

2. 杞菊地黄丸(《医级》) 本方系将六味地黄丸加枸杞子、菊花,制为蜜丸。亦可作汤剂,水煎服。功效:滋肾养肝。主治:肝肾阴虚而致的两眼昏花,视物不明,或眼睛干涩,迎风流泪。

3. 七味都气丸(《医宗己任编》) 本方系六味地黄丸加五味子,作蜜丸。亦可作汤剂煎服。功效:滋肾纳气。主治:肾阴虚气喘,呃逆之证。

4. 归芍地黄丸(《症因脉治》) 本方系六味地黄丸加当归、白芍。水蜜丸1次6克,小蜜丸每次9克,大蜜丸1次1丸(9克),每日2~3次。功效:滋阴养血。主治:肝肾阴血亏损所致头晕头痛,目眩耳鸣,腰酸腿软,潮热盗汗,咳嗽吐血,两胁疼痛,手足心热,咽干口燥,舌红苔少,脉细数或芤而涩者。

5. 麦味地黄丸(《医级》) 原名八仙长寿丸,本方在六味地黄丸内加麦冬、五味子,亦即都气丸加麦冬,制为蜜丸,亦可作汤剂煎服。服法与六味地黄丸同。功效:敛肺纳肾。主治:肺肾阴虚。咳嗽喘逆,潮热盗汗。

6. 参芪地黄丸(《证治宝鉴》) 本方系将六味地黄丸,去泽泻,加人参、黄芪、生姜、大枣。可作汤剂,水煎服。功效:健脾滋肾,益气养阴。主治:脾肾气阴两虚,即在肾阴虚证基础上,复见神疲体倦,少气乏力等脾虚表现,畏寒而手足心热,舌质红苔少、舌体胖大边有齿痕,脉沉细数者。

六味地黄丸为滋补肾阴的主方,加黄柏、知母为知柏地黄丸,增强了滋肾阴、清相火作用;加五味子名都气丸,兼有纳气平喘之功效;加麦冬、五味子为麦味地黄丸,兼有敛肺止咳的作用;加枸杞子、菊花为杞菊地黄丸,兼有养阴平肝,滋水明目的作用;参芪地黄丸,为六味地黄丸去泽泻,加人参、黄芪、生姜、大枣,具有健脾滋肾,益气养阴之功效。

二、左归丸

【来　源】 《景岳全书》。

【组　成】 熟地黄、炒山药、枸杞子、山茱萸、川牛膝、菟丝子、鹿角胶、龟甲胶。

【用　法】 先将熟地蒸烂杵膏,炼蜜为丸,如梧桐子大。每服百余丸,食前用开水或淡盐汤送下。亦可水煎服,用量按原方比例酌减(现代用法:制为蜜丸,每丸约重15克。早、晚空腹时各服1丸,淡盐水送下)。

【功　效】 滋阴补肾,填精益髓。

【主　治】 真阴不足证。腰酸腿软,头晕眼花,耳聋失眠,遗精滑泄,自汗盗汗,口干舌燥,舌红少苔,脉细。

【方　证】 肾脏之精,禀受于父母,来源于先天。真阴不足,精髓亏损所致,肾藏精,主骨生髓充脑。肾阴亏损,精髓不充,封藏失职,则头目眩晕,腰酸腿软,遗精滑泄;阴虚阳失所制,清窍失濡,故自汗盗汗,口燥舌干,舌红少苔,脉细等阴虚之征。

【方　解】　左归丸方以滋补肾阴,益髓填精为法。《难经·三十六难》云:"……肾两者,非皆肾也。其左者为肾,右者为命门。"本方有"壮水之主,以培左肾之元阴"之功,故以"左归"名之。方中熟地黄甘温,为滋补肾阴之要药。张景岳称其"能补五脏之真阴……诸经之阴血虚者,非熟地不可……阴虚而神散者,非熟地之守不足以聚之;阴虚而火升者,非熟地之重不足以降之;阴虚而躁动者,非熟地之静不足以镇之;阴虚而刚急者,非熟地之甘不足以缓之",故重用以为君药。山茱萸养肝滋肾,涩精敛汗;山药补脾益阴,滋肾固精;枸杞子补肾益精,养肝明目;再加龟鹿二胶血肉有情之品,峻补精髓。其中龟甲胶甘咸而寒,善补肝肾之阴,又能潜阳;鹿角胶甘咸微温,益精补血之中又能温补肾阳,与诸滋补肾阴之品相伍又有"阳中求阴"之效,炒珠服用以缓其滋腻碍胃之弊。以上俱为臣药。佐以菟丝子平补肾之阴阳,固肾涩精,更助诸药补肾固精之功;川牛膝益肝肾,强腰膝,健筋骨,但其性走泄,故封藏失职而遗精滑泄者宜改用怀牛膝,两药用为佐药。诸药配伍,益肾滋阴,填精补髓之力颇著,为峻补真阴,纯甘壮水的代表方剂。

【适应证】　①左归丸是治疗真阴不足证的常用方。以头目眩晕,腰酸腿软,舌红少苔,脉细者为主证。②左归丸现代常用于治疗多种老年病(老年性慢性支气管炎、慢性肾炎、高血压病、阿尔茨海默病等),腰肌劳损,不孕症等辨证属真阴亏损者。

【使用注意】　左归丸组成药物以阴柔滋润为主,久服常服,每易滞脾碍胃,故脾虚泄泻者慎用。

【附　方】　左归饮、大补元煎。

1. 左归饮《景岳全书》　本方系六味地黄丸去泽泻、牡丹皮,加枸杞子、甘草而成。水煎服。功效:补益肾阴。主治:真阴不足证。腰酸遗泄,盗汗,口燥咽干,口渴欲饮,舌尖红,脉细数者。枸杞子为补肝肾明目之要,本方加枸杞子而减去二味"泻药",仍有三阴并补之功,且补力更强;因"三泻"之中仅保留茯苓,又加补脾和中的炙甘草,故补脾助运之效有加。诸药配伍,共奏滋补肾阴之功效。

2. 大补元煎（《景岳全书》） 组成:人参少则用一二钱(3～6克),多则用一二两(30～60克),炒山药二钱(6克),熟地黄少则用二三钱(6～9克),多则用二三两(60～90克),杜仲二钱(6克),当归二三钱(6～9克),山茱萸一钱(6克),枸杞子二三钱(6～9克),炙甘草一二钱(3～6克),水二盅,煎七分,食远温服（现代用法:水煎空腹温服）。功效:补肾健脾,益气培元。适用于肾精气虚所致的腰酸腿软,耳鸣耳聋,神疲乏力,眩晕健忘,小便频数或夜尿多、遗尿甚或小便失禁、尿后余沥,男子滑精、早泄、白浊,女子白带量多清稀、胎动易滑,舌淡苔白,脉细弱,以及脾肾气阴两虚。原书加减法:元阳不足多寒者,加附子、肉桂、炮姜之类;气分偏虚者,加黄芪、白术,如胃口多滞者不必用;血滞者,加川芎,去山茱萸;滑泄者,去当归,加五味子、破纸之属;畏酸吞酸者,去山茱萸。

三、大补阴丸

【来　源】《丹溪心法》。

【组　成】 黄柏、知母、熟地黄、龟甲。

【用　法】 上为末,猪脊髓、蜜为丸。每服70丸,空心盐白汤送下（现代用法:上四味,碾为细末,猪脊髓适量蒸熟,捣如泥状;炼蜜,混合拌匀和药粉为丸,每丸约重15克。每日早晚各服1丸）。

【功　效】 滋阴降火。

【主　治】 肝肾阴虚,虚火上炎证。骨蒸潮热,盗汗遗精,咳嗽咯血,心烦易怒,足膝痛热,舌红少苔,尺脉数而有力。

【方　证】　肾居下焦,内寄相火,一旦阴精亏损,阴不制阳,则相火妄动,阴阳失衡,水火失济,遂成阴虚火旺之证,而见骨蒸潮热,盗汗遗精,咳嗽咯血,心烦易怒,足膝痛热,舌红少苔,尺脉数而有力等。肾阴为一身阴液之根本,肾阴亏虚,往往累及他脏,若母病及子,损及肝阴,肝阳偏亢,疏泄失职,则患者心烦意乱,急躁易怒;若肾水不能上滋肺金,加之虚火灼肺,损伤肺络,可见咳嗽咯血。是证阴虚为本,火旺为标,且阴愈虚而火愈炽,火愈炽而阴愈损,两者互为因果。

【方　解】　肝肾皆虚,真阴不足。对此阴虚火旺之证,由于水亏火炎,火灼阴伤,若仅滋阴而不降火,则虚火难清;若只降火而不滋阴,即使火势暂息,犹恐复萌,故当滋阴与降火并行。方中熟地黄甘温,大补真阴,益髓填精;龟甲咸寒,为血肉有情之品,擅补精血,又属介类,有潜阳之功,方中重用两药,意在大补真阴,壮水制火以培其本,共为君药。黄柏苦寒,善清肾火;知母苦甘而寒,为滋肾水,润肺阴,降虚火之要药,张秉成说:"火有余暴则少火化为壮火,壮火食气,著仅以滋水配阳之法,何足以导其猖厥之势,故必须黄柏、知母之苦寒入肾,能直清下焦之火者,以折服之",故两药相须为用,泻火保阴以治其标,并能助君药滋润之功,用为臣药。汪昂认为:"此足少阴药也。四者皆滋阴补肾之药,补水即所以降火,所谓壮水之主,以制阳光是也。加脊髓者,取其能通肾命,以骨入骨,以髓入髓也。"故再以猪脊髓、蜂蜜为丸,取其血肉甘润之质,一则助君药滋补精髓;一则制约黄柏的苦燥,俱为佐使。诸药合用,使水充而亢阳有制,火降而阴液渐复,标本兼顾,相辅相成,共收滋阴填精,清降虚火之功效。

【适应证】　①大补阴丸为滋阴降火的常用方。以骨蒸潮热,舌红少苔,尺脉数而有力为主证。②大补阴丸现代常用于治疗肺结核、肾结核、甲状腺功能亢进,糖尿病等辨证属肾阴虚火旺之证。

【注意事项】　脾胃虚弱,食少便溏,以及火热属于实证者不宜使用。

四、百合固精丸

【来　源】《慎斋遗书》。

【组　成】熟地黄、生地黄、当归身、白芍、甘草、桔梗、玄参、贝母、麦冬、百合。

【用　法】水煎服。

【功　效】滋肾保肺,止咳化痰。

【主　治】肺肾阴亏,虚火上炎证。咳嗽气喘,痰中带血,咽喉燥痛,眩晕耳鸣,骨蒸盗汗,舌红少苔,脉细数。

【方　证】肺肾阴液相互滋养,肺津敷布下充肾水,肾阴充沛上养肺金,故有"金水相生"之说。《辨证录》记载:"肾水不能自生,肺金乃肾之母,肺润则易于生水,肺衰则难于生水。"反之,肾水不足,不能上滋肺金,久延则肺阴亦虚,故张景岳云:"肺金之虚,多由肾水之涸,正以子令母虚也。"若肺阴不足,肾水无源,肺肾阴渐亏。因而肺肾阴津之虚,不论何者为始,最终均可导致两脏之阴皆虚。肺阴不足,清肃失职,则咳嗽气喘;阴不制阳,虚火内生,炼液成痰,则咳痰量少而黏稠;若虚火灼伤肺络,络损血溢,则痰中带血;津不上润,则咽喉燥痛;肾水不足,相火偏亢,虚热内蒸,热扰营阴,则骨蒸潮热,盗汗。舌红少苔,脉细数,均为阴虚内热之征。

【方　解】百合固精丸所治诸症皆由肺肾阴亏,虚火上炎而致。治宜标本兼顾,滋养肺肾之阴为主,辅以清热化痰、凉血止血。汪昂在《医方集解·补养之剂》曰:"此手太阴、足少阴药也(肺肾为子母之脏,故补肺者,多兼滋肾)。金不生水,火炎水干,故以二地助肾滋水退热为君,百合保肺安神,麦冬清热润燥,玄参助二地以生水,贝母散肺郁而除痰,归、芍养血兼以平肝(肝火盛则克金),甘、桔清金,成功上部(载诸药而上浮),皆以甘寒培元清本,不欲以苦寒伤生发之气也。"方中百合甘而微寒,为养阴润肺止咳之要药,微苦能泄,故又可清降虚火;二地合用,滋肾壮水,其中生地黄甘寒,长于滋阴降火,凉血止血;熟地黄甘温,重在滋养肾阴,填精补血。三药相伍,润肺滋肾,金水并补,共为君药。麦冬甘寒,协百合以滋阴清热,润肺止咳;玄参咸寒,助二地以滋阴益肾,清热凉血,均为臣药。咳痰带血,久之营血亏损,故佐以当归、白芍养血敛阴,当归兼止"咳逆上气";贝母清润肺金,化痰止咳。又伍桔梗宣利肺气而祛痰,并作舟楫之用,载诸养阴之品上滋于肺,与生甘草相合又善利咽止痛;生甘草清热泻火,润肺止咳,调和诸药,两药皆兼有佐使之功效。全方合力,使肺肾得滋,阴血得充,虚火降而痰血止,诸症遂得痊愈。

　　百合固精丸,汪绂在《医林纂要探源》论说:"肺为相傅之官,治节所从出,而居近心位,畏火之逼。然使肺金肃清,而五脏平和,则不畏火之克,而治节自能从容,气有所主,以无游散拂逆之病。肺之化虚,则治无节,而不能主气,气逆脉乱,此宜酸以收之。然肺本多气而少血,易失之燥,而或人之肾水亏失,相火上炎,金虽生水,而不足以胜火,则肺劳。君火无畏,相火助之,合而上炎,则肺愈受伤,是因肾之虚而反致肺之虚,肺已劳于用也。此方惟百合、芍药为补肺主药,而君以熟地则补肾滋水,佐以生地以壮水而制相火,而当归、元参又引水以上行,引血以归肝,麦冬、贝母、生甘草则上下其间,以通金水相生之路,又以桔梗泻肺之余邪,而降其逆气。盖主于制火,使不至刑金,而后助金以下生肾水,则其意亦归于固金而已。"

　　【适应证】　①百合固精丸为治疗肺肾阴亏,虚火上炎而致咳嗽痰血证的常用方剂,以咳嗽、咽喉燥痛,舌红少苔,脉细数为主证。②百合固精丸现代常用于治疗肺结核、慢性支气管炎、支气管哮喘、支气管扩张咯血、自发性气胸等辨证属肺肾阴虚,虚火上炎者。③百合固精丸治慢性咽喉炎,张秉成《成方便读》记载:"治肾水不足,虚火刑金,而致咳嗽痰血等症。百合色白,其形象肺,故能独入金家,为保肺宁神,清金润燥之品。又肺肾为子母之脏,《医贯》所谓母藏子宫,子隐母胎,故水虚则金受火刑。地黄、玄参,壮水之主;麦冬、贝母,清肺之烦;白芍平肝以保肺;当归引血以归经;甘、桔本为成方,可以利咽喉而宣上部之结热也。"

【注意事项】 百合固精丸中的药物多属甘寒滋润之品,对于脾虚便溏,饮食减少者,慎用或忌用。服用本方时应忌食生冷、辛辣、油腻之品。

五、虎潜丸

【来　　源】 《丹溪心法》。

【组　　成】 黄柏、龟甲、知母、熟地黄、陈皮、白芍、锁阳、虎骨(代)、干姜。

【用　　法】 上为末,酒糊为丸或粥为丸(现代用法:上为细末,炼蜜为丸,每丸重9克,每次1丸,每日2次,淡盐汤或温开水送下。亦可水煎服,用量按原方比例酌减)。

【功　　效】 滋阴降火,强壮筋骨。

【主　　治】 肝肾不足,阴虚内热之痿证。腰膝酸软,筋骨痿弱,步履乏力,或眩晕,耳鸣,遗精,遗尿,舌红少苔,脉细弱。

【方　　证】 肝主筋,肾主骨,若病久体虚,正气亏损,或房劳过度,伤及肝肾,肾精肝血亏损,则筋脉失其营养,筋骨失其濡润,而致肢体筋脉弛缓,软弱无力,渐成痿证。阴精不足,阳失所制,虚热内生,灼津耗液,则筋骨经脉益失其养,故《素问·痿论》说:"肝气热则胆泄口苦,筋膜干;筋膜干则筋急而挛,发为筋痿……肾气热,则腰脊不举,骨枯而髓减,发为骨痿。"肾藏精,精髓不足,腰脊失养,则腰膝酸软;髓海失充,则头晕耳鸣;封藏失职,则遗精遗尿。舌红少苔,脉细弱乃阴虚有热之征。

【方　　解】 虎潜丸用于肝肾精血不足,阴虚内热,不能濡养筋骨而致之痿证,故宜以补养肝肾,滋阴降火,强筋壮骨为法。方中黄柏苦寒入肾,擅清下焦相火;龟甲甘咸而寒,为血肉有情之品,可滋阴潜阳,益髓填精,补肾健骨,本方重用两药,既可补肝肾精血之不足,又能清肝肾虚火之内扰,标本并治,共为君药。配伍熟地黄滋肾益精,白芍养血柔肝,与龟甲同用滋阴之功益彰;知母苦寒质润,滋阴清热,与黄柏相合清热之力更著,三药俱为臣药。吴昆认为:"此亦治阴分精血虚损之方也。虎,阴也;潜,藏也。是方欲封闭精血,故曰虎潜。人之一身,阳常有余,阴常不足。黄柏、知母,所以滋阴;地黄、归、芍,所以养血。牛膝能引诸药下行,锁阳能使阴精不泄。龟得天地之阴气最厚,故用以补阴;虎得天地之阴气最强,故用以壮骨。陈皮所以行滞,而羊肉之用,取其补也。"虎骨为强筋健骨,治疗筋骨痿软,脚弱无力之要药;锁阳甘温而质润,一则益精养血以助诸药滋阴之力,一则补肾壮阳而寓"阳中求阴"之法;干姜、陈皮温中暖脾,理气和胃,不仅可防黄柏、知母苦寒败胃之虞,而且可使诸阴柔之品滋而不腻,补而不滞,同为佐药。诸药合用,肝肾同补,补泻兼施,俾精血充而筋骨肌肉得以濡养,虚火降而精血津液无由以耗,筋骨渐强,步履复健而诸证乃痊。

【适应证】 ①虎潜丸为治疗肝肾阴亏,下肢痿弱的常用方剂,以筋骨痿软、舌红少苔,脉细弱为主证。②虎潜丸现代常用于治疗小儿麻痹后遗症、膝关节结核筋骨痿软等辨证属肝肾阴虚火旺者。

【注意事项】 虎潜丸中虎骨可以狗骨或豹骨代替。痿证由湿热浸淫筋脉所致者,不宜使用。

【附 方】

1. 三才封髓丹(《医学发明》) 组成:天冬、熟地黄、人参各半两(各15克),黄柏三两(90克),缩砂仁一两半(45克),炙甘草七钱半(22.5克)。上为细末,水糊为丸,如梧桐子大。空腹服50丸,用肉苁蓉半两(15克),切作片子,酒一大盏,浸一宿,次日煎三四沸,去渣,送下前丸(现代用法:共为细末,水糊为丸,如梧桐子大,每次6克,每日2~3次,用肉苁蓉煎汤送服。亦作汤剂:天冬

9克,熟地黄15克,党参15克,黄柏9克,砂仁6克,炙甘草3克,水煎服)。功效:滋肾降火,宁心益气。用于心肾阴虚(或气阴两虚),相火妄动,梦中遗精,早泄,腰膝酸软,头晕耳鸣,心悸不宁,心烦失眠,便结尿黄,舌红少苔,脉细数。

2. 河车大造丸(《扶寿精方》) 组成:紫河车1具,米泔水洗净,新瓦上焙干。用须首生者佳。或云砂锅随水煮干,捣烂(100克)败龟甲年久者,童便浸3日,酥炙黄二两(60克),黄柏去粗皮,盐酒浸,炒褐色,一两五钱(45克),杜仲酥炙,去丝,一两五钱(45克),牛膝去苗,酒浸,晒干,一两二钱(36克),怀生地黄二两五钱(75克),肥大沉水者,纳入砂仁末六钱(18克),白茯苓一块重二两,稀绢包,同入银罐内,好酒煮七次,去茯苓不用(熟地黄200克),天冬去心,一两二钱(36克),麦冬去心,一两二钱(36克),人参一两(30克),上除地黄另用石木春1日,余共为末,和地黄膏,再加酒米糊为丸,如小豆大。每服八九十丸,空腹,临卧盐汤、沸汤、姜汤任下;寒月好酒下(现代用法:不用人参。口服,水蜜丸每次6克,小蜜丸每次9克,大蜜丸每次9克,每日2次)。功效:填精补血,滋肾清热。用于肾精血亏,阴虚内热所致的形体消瘦,神识呆滞,腰膝酸软,发落齿摇,壮年男子阳痿、精少不育,育龄女子经闭不孕,小儿发育迟缓、筋骨软弱,或伴头晕目眩、健忘恍惚、咳嗽少痰、潮热盗汗、耳鸣耳聋,舌红少苔,脉细弱。

第二节 补肾阳的经典方药

补阳剂是治疗肾阳虚证的方剂。肾阳虚证症状表现有腰膝酸痛,四肢不温,酸软无力,少腹拘急冷痛,小便不利,或小便频数,阳痿早泄,肢体羸瘦,消渴,脉沉细或尺脉沉伏等。常用药物有鹿角、肉桂、杜仲、巴戟天、补骨脂等,代表方如肾气丸、右归丸等。

一、肾气丸

【来　源】《金匮要略》。

【组　成】干地黄、薯蓣、山茱萸、泽泻、茯苓、牡丹皮、桂枝、附子。

【用　法】上为末,炼蜜为丸,如梧桐子大。每服15丸(6克),加至25丸(10克),酒送下,每日2次。亦可作汤剂,用量按原方比例酌减。

【功　效】补肾助阳。

【主　治】肾阳不足证。腰痛腿软,身半以下常有冷感,少腹拘急,小便不利,或小便反多,入夜尤甚,阳痿早泄,舌淡而胖,脉虚弱,尺部沉细,以及痰饮,水肿,消渴,脚气,转胞等。

【方　证】肾为先天之本,肾阳为一身阳气之根本。若肾病日久伤阳,或他脏阳虚累及于肾,或高年肾亏,房劳过度等均可导致肾阳不足。肾位腰部,脉贯脊胫,肾阳虚衰,经脉失养,则腰脊膝胫酸痛乏力;肾阳不足,不能温养下焦,则身半以下常有冷感。肾与膀胱相表里,肾阳虚不能化气利水,水停于内,则小便不利,少腹拘急不舒,甚则发为水肿、脚气;若肾阳虚馁,膀胱失于约束,则小便反多,入夜阳消阴长,故夜尿尤频;若肾阳不足,水液失于蒸化,津不上承,则口渴不已,液聚成痰,则发为痰饮。舌质淡而胖,脉虚弱尺部沉细,皆为肾阳虚弱之象。由此可见,肾阳不足,气化失司,水液代谢失常为本证的基本病机表现。

【方　解】肾气丸是为肾阳不足之证而设,故以补肾助阳为法,"益火之源,以消阴翳",辅以利水渗湿。方中附子大辛大热,为温阳诸药之首;桂枝辛甘而温,乃温通阳气要药,两药相合,补肾阳之虚,助气化之复,共为君药。然肾为水火之脏,内舍真阴真阳,阳气无阴则不化。张景岳在《类经》中说:"善补阳者,必于阴中求阳,则阳得阴助,而生化无穷。"故重用干地黄滋阴补肾;配伍山茱萸、

第四章 古今补肾名方选介

山药补肝脾而益精血,共为臣药。君臣相伍,补肾填精,温肾助阳,不仅可借阴中求阳而增补阳之力,而且阳药得阴药之柔润则温而不燥,阴药得阳药之温通则滋而不腻,两者相得益彰。方中补阳之品药少量轻而滋阴之品药多量重,可见其立方之旨,并非峻补元阳,乃在于微微生火,鼓舞肾气,即取"少火生气"之义。正如《医宗金鉴》所谓:"此肾气丸纳桂、附于滋阴剂中十倍之一,意不在补火,而在微微生火,即生肾气也。"其目的在于"益火之源,以消阴翳"。方中泽泻、茯苓利水渗湿,配桂枝又善温化痰饮;牡丹皮苦辛而寒,擅入血分,伍桂枝则可调血分之滞,三药寓泻于补,俾邪去而补药得力,并制诸滋阴药可能助湿碍邪之虞。诸药合用,助阳之弱以化水,滋阴之虚以生气,使肾阳振奋,气化复常,则诸证自除。

【适应证】 ①肾气丸为补肾助阳的常用方剂。以腰痛腿软,小便不利或反多,舌淡而胖,脉虚弱而尺部沉细为主证。②肾气丸现代常用于治疗慢性肾炎、糖尿病、醛固酮增多症、甲状腺功能减退、性神经衰弱、肾上腺皮质功能减退、慢性支气管哮喘、更年期综合征等辨证属肾阳不足者。

【注意事项】 若咽干口燥,舌红少苔,属肾阴不足,虚火上炎者,不宜应用。

【附 方】

1. 十补丸《严氏济生方》 附子、五味子、山茱萸、山药、牡丹皮、鹿茸、熟地黄、肉桂、白茯苓、泽泻。上为细末,炼蜜为丸,如梧桐子大,每服70丸(9克),空腹盐酒、盐汤送下。功效:补肾阳,益精血。主治:肾阳虚损,精血不足证。面色黧黑,足冷足肿,耳鸣耳聋,肢体羸瘦,足膝软弱,小便不利,腰脊疼痛。

本方由肾气丸加温肾壮阳、益精血、强筋骨的鹿茸与敛气固精的五味子而成。由于本方重用附子,再加鹿茸,并将原方之桂枝易为肉桂,因而温肾壮阳之功较之肾气丸更著;而且又将原方之生地黄易为熟地黄,并合鹿茸之益精壮骨,故滋补阴精之力亦胜于肾气丸。所以,本方温肾壮阳,补养精血之力较强,并能纳气平喘,适用于肾阴阳两虚较著,或兼肾不纳气之咳嗽、气喘者。

2. 青娥丸《太平惠民和剂局方》 胡桃、葱、补骨脂、杜仲、姜汁。上为细末,蒜膏为丸,每服30丸,空腹温酒送下,妇人淡醋汤送下。功效:温肾壮阳,强腰固精。主治:肾虚为风寒湿邪所伤,或坠堕伤损所引起的腰痛,头晕耳鸣,溺有余沥,妇女白带。

本方中杜仲性味甘温,入肝肾经,能补益肝肾,强腰膝,壮筋骨,为治肾虚腰痛之要药,故本方重用以为君药;补骨脂性温助阳,温补命门,能补肾强腰,壮阳固精,擅治肾虚腰痛,与杜仲同用,温肾阳,强腰膝之效尤佳,为本方臣药;佐以胡桃肉甘温入肾,通命门,补肾阳,强腰膝,协杜仲、补骨脂则补肾强腰之功相得益彰;大蒜辛温走窜,能通五脏,达诸窍,去寒湿,则疼痛可缓,亦为佐药。诸药相伍,共奏温肾壮阳,强腰固精之功效。

本方集诸补肾强腰之品为一方,故补肾强筋壮骨之功较强,为治肾虚腰痛之证的专方。

二、加味肾气丸

【来　　源】《严氏济生方》。

【组　　成】　附子、茯苓、泽泻、山茱萸、山药、车前子、牡丹皮、官桂、川牛膝、熟地黄。

【用　　法】　上为细末,炼蜜为丸,如梧桐子大。每服70丸,空腹米饮送下。亦可水煎服,用量按原方比例酌减。

【功　　效】　温补肾阳,利水消肿。

【主　　治】　肾阳不足,水湿内停证。水肿,小便不利。

【方　　证】《素问·逆调论》记载:"肾者水脏,主津液。"其主管水液代谢功能的正常发挥全赖肾中阳气的作用。如肾阳不足,温化推动无力,每致水液潴留;若外溢肌肤,则周身水肿,腰以下尤甚;肾与膀胱相表里,肾阳虚弱,则膀胱气化无权,水湿停蓄,以致

第四章 古今补肾名方选介

小便不利,甚者发为癃闭。

【方　解】　加味肾气丸是为肾阳不足,水湿内停之证而设,故以温肾助阳,利水消肿为法。张景岳谓:"水肿乃脾、肺、肾三脏之病。盖水为至阴,故其本在肾;水化于气,故其标在肺;水惟畏土,故其制在脾。肺虚则气不化精而化水,脾虚则土不制水而水泛,肾虚则水无所主而妄行,以致肌肉水肿,气息喘急。病标上及脾、肺,病本皆归于肾。盖肾为胃之关,关不利,故聚水而不能出也。膀胱之津,由气化而出。气者,阳也,阳旺则气化而水即为精,阳衰则气不化而精即为水。水不能化,因气之虚,岂非阴中无阳乎?故治肿者,必先治水;治水者,必先治气。若气不能化,水道所以不通,先天元气亏于下,则后天胃气失其本,由脾及肺,治节不行,此下为跗肿腹大,上为喘呼不得卧,而标本俱病也。惟下焦之真气得行,始能传化,真水得位,始能分清,必峻补命门,使气复其元,则五脏皆安矣。故用地黄、山药、丹皮以养阴中之真水;山茱、桂、附以化阴中之阳;茯苓、泽泻、车前、牛膝以利阴中之滞。能使气化于精,即所以治肺也;补火生土,即所以治脾也;壮水利窍,即所以治肾也。补而不滞,利而不伐,治水诸方,更无有出其右者。"方中重用大辛大热之附子,温肾助阳而消阴翳,用为君药。官桂辛热纯阳,温肾补火,《本草汇言》有言善"治沉寒痼冷",并助膀胱之气化,与附子同用则温阳补肾之功相得益彰;泽泻、车前子功擅利水渗湿,为治水肿、小便不利之良药,合桂、附可温阳利水,标本兼治,共为臣药。茯苓、山药益气健脾,崇土制水;熟地黄为滋肾填精要药,既可协桂、附而奏"阴中求阳"之功,又能借其柔润而制桂、附温燥之偏;山茱萸酸温质润,功擅补精助阳,为益肾之上品,合熟地黄可增其滋润之功,伍桂、附可助其温肾之力;牛膝益肝肾而滑利下行,配合泽、车、苓则利水消肿之效益佳;牡丹皮寒凉清泻,亦制桂、附之过于温燥,俱为佐药。诸药配伍,补而不滞,利而不峻,使肾阳复而水湿化,肿胀消则诸症差。

【适应证】 ①加味肾气丸为治疗肾阳不足,水湿内停之水肿证的常用方剂,汪昂在《医方集解·利湿之剂》谓:"此足太阴、少阴药也。土为万物之母,脾虚则土不能制水而洋溢;水为万物之源,肾虚则水不安其位而妄行,以致泛滥皮肤肢体之间,因而攻之,虚虚之祸,不待言矣。桂附八味丸滋真阴而能行水,补命火因以强脾,加车前利小便,则不走气;加牛膝益肝肾,藉以下行,故使水道通而肿胀已,又无损于真元也。"用于腰膝酸软,水肿,小便不利,畏寒肢冷者。②加味肾气丸现代常用于治疗慢性肾炎、肝硬化、醛固酮增多症等辨证属肾阳不足,水湿泛溢,水肿尿少者。

【注意事项】 本方重在温肾利水,脾阳虚之水肿或肾阳虚衰而无水湿者不宜使用。张璐谓:"此本《金匮》肾气方中诸药,各减过半,惟桂、苓二味仍照原方,为宣布五阳,开发阴邪之专药。更加牛膝、车前,为太阳、厥阴之向导,以肝为风木之脏,凡走是经之药,性皆上升,独牛膝通津利窍,下走至阴;车前虽行津液之府,而不伤犯正气,故《济生方》用之。"《金匮》记载:"肾气用桂枝而不用肉桂者,阴气固结于内,势必分解于外,则肾气得以流布周身。而此既用牛膝引入至阴,又需桂、附蒸动三焦,不特决渎有权,膀胱亦得以化,所以倍用肉桂,暗藏桂苓丸之妙用,愈于五苓十倍矣。但方中牛膝滑精,精气不固者勿用。"因方中牛膝滑利下行,故肾虚遗精者不宜食用。

三、右归丸

【来　源】 《景岳全书》。

【组　成】 熟地黄、山药、山茱萸、枸杞子、鹿角胶、菟丝子、杜仲、当归。

【用　法】 上先将熟地蒸烂杵膏,加炼蜜为丸,如梧桐子大。每服百余丸,食前用开水或淡盐汤送下;或丸如弹子大,每嚼服二三丸,以开水送下。亦可水煎服,用量按原方比例酌减。

第四章 古今补肾名方选介

【功　效】　温补肾阳,填精益髓。

【主　治】　肾阳不足,命门火衰证。年老或久病气衰神疲,畏寒肢冷,腰膝软弱,阳痿遗精,或阳衰无子,或饮食减少,大便不实,或小便自遗,舌淡苔白,脉沉而迟。

【方　证】　肾为先天之本,肾阳为一身阳气之根,故又称"命门之火"。如久病耗伤肾阳,或他脏阳虚累及肾脏,或高年肾亏、房劳过度等因素,均可导致肾中阳气虚衰。肾阳亏虚,脏腑组织失于温煦濡养,火不生土,则气衰神疲,畏寒肢冷,饮食减少,大便不实;命门火衰,精气虚冷,封藏失职,则腰膝软弱,阳痿遗精,或阳衰无子;肾与膀胱相表里,肾阳虚弱则膀胱失约,可见小便清长,甚而自遗;舌淡苔白,脉沉而迟更为肾阳虚衰常见之征象。

【方　解】　右归丸所治诸症均由肾阳不足,命门火衰而致,故当"益火之源,以培右肾之元阳"。徐镛在《医学举要》中谓:"仲景肾气丸,意在水中补火,故于群队阴药中加桂、附。而景岳右归峻补真阳,方中惟肉桂、附子、熟地、山药、山萸与肾气丸同,而亦减去丹皮之辛,泽泻、茯苓之淡渗。枸杞、菟丝、鹿胶三味,与左归丸同;去龟胶、牛膝之阴柔,加杜仲、当归温润之品,补右肾之元阳,即以培脾胃之生气也。"故肉桂辛热入肾,功擅温壮元阳,补命门之火;鹿角胶甘咸微温,补肾温阳,益精养血,三药相辅相成,以培补肾中元阳,用为君药。熟地黄、山茱萸、枸杞子、山药皆甘润滋补之品,可滋阴益肾,养肝补脾,填精补髓,与桂、附、鹿胶相伍有"阴中求阳"之功,共为臣药。菟丝子、杜仲补肝肾,强腰膝;当归养血和血,助鹿角胶以补养精血,并使补而不滞。诸药合用,补肾之中兼顾养肝益脾,使肾精得他脏之化育而虚损易复;温阳之中参以滋阴填精,则阳气得阴精的滋养而生化无穷,共奏温补肾阳,填精益髓之功效。

【适应证】　①右归丸为治肾阳不足,命门火衰的常用方,徐大椿谓:"肾脏阳衰,火反发越于上,遂成上热下寒之证,故宜引火归原法……附子、肉桂补火回阳,专以引火归原,而虚阳无不敛藏于肾命,安有阳衰火发之患哉?此补肾回阳之剂,为阳虚火发之专方。"用于神疲乏力,畏寒肢冷,腰膝酸软,脉沉迟者。②右归丸现代常用于治疗肾病综合征、老年骨质疏松症、精少不育症,以及贫血、白细胞减少症等辨证属肾阳不足者。

【注意事项】 本方纯补无泻,故对肾虚而有湿浊者,不宜应用。

【附 方】

1. 右归饮《景岳全书》 熟地黄、山药、山茱萸、枸杞子、炙甘草、杜仲、肉桂、附子。上以水煎服,空腹温服。功效:温补肾阳,填精补血。主治:肾阳不足证。气怯神疲,腹痛腰酸,手足不温,及阳痿遗精,大便溏薄,小便频多,舌淡苔薄,脉来虚细者,或阴盛格阳,真寒假热之证。

右归饮本方为治疗肾阳不足证而设。方中附子、肉桂、杜仲温补元阳,强筋健骨;熟地黄、枸杞子、山茱萸、山药益髓填精,"阴中求阳";山药、炙甘草益气补脾,调药和中。诸药合力,共成温补肾阳,填精补血之功效。

2. 赞育丹《景岳全书》 熟地黄、白术、当归、枸杞子、杜仲、仙茅、巴戟天、甘草、山茱萸、淫羊藿、肉苁蓉、韭菜子、蛇床子、附子、肉桂。上为末,炼蜜为丸服。若作汤剂,则用量按原方比例酌减。阳气大虚者,可加人参、鹿茸。功效:温肾壮阳,益精补血。主治:肾阳不足,阳痿精衰,虚寒无子。

赞育丹为张景岳所拟的补肾方剂,用于下元虚寒,阳痿精衰无子之证。方中群集附子、肉桂、杜仲、仙茅、巴戟、淫羊藿、肉苁蓉、韭子、蛇床子等大队辛热入肾壮阳之品,以温壮元阳,补益命火;再配熟地黄、当归、枸杞子、山茱萸等填精补血,"阴中求阳",制阳药之温燥;又有白术一味,益气健脾,先后天并补。诸药配伍,共成温壮肾阳,填精补血之功效。

第三节　阴阳并补的经典方药

阴阳两虚证,是以并补的方剂,如中焦虚寒,阴阳气血俱虚所致腹中拘急疼痛而喜温喜按,面色无华,或有心中悸动、虚烦不宁及四肢酸楚、手足烦热、咽干口燥,舌淡苔白,脉虚弦;肾阴阳两虚所致喑痱,以及肾气虚弱,水液代谢失常出现的腰痛腿软,少腹拘急,小便不利或小便反多(入夜尤甚),舌淡而胖,脉虚弱而尺部沉细。用药以熟地黄、山茱萸、石斛与温润补阳药如肉苁蓉、巴戟天等。代表方如地黄饮子、龟鹿二仙膏等。

一、地黄饮子

【来　　源】《圣济总录》。

【组　　成】熟地黄、巴戟天、山茱萸、肉苁蓉、附子、石斛、五味子、桂皮、白茯苓、麦冬、远志、石菖蒲。

【用　　法】上锉,如麻豆大。每服三钱(9克),水一盏,加生姜3片,大枣(擘破)2枚,同煎七分,去渣,食前温服。本方以熟地黄滋肾填精,益髓壮骨,作汤内服,故名地黄饮子。

【功　　效】滋肾阴,补肾阳,开窍化痰。

【主　　治】下元虚衰,痰浊上泛之喑痱证。舌强不能言,足废不能用,口干不欲饮,足冷面赤,脉沉细弱。

【方　　证】地黄饮子为治肾虚之喑痱而设。喑者,舌强不能言语也;痱者,足废不能行走也。喑痱之疾,为下元虚衰,虚阳上浮,痰浊随之上泛,堵塞窍道所致。肾主骨,下元虚衰,则筋骨痿软无力,甚至足废不用;足少阴肾脉挟舌本,肾虚精气不能上承,舌本失荣,加之虚阳上浮,痰浊随之上泛,堵塞心之窍道,故舌强不语;它如口干不欲饮,足冷面赤,脉沉细而弱等症,均属肾阴不足,虚阳浮越之征。斯证虽然本虚标实,上实下虚,但以下元虚衰为主。

【方　解】　地黄饮子方证以肾阴阳两虚，痰浊上泛，机窍不利为基本病机变化，故立法重在温补下元，兼以开窍化痰。其配伍特点：一是阴阳同补，上下兼治，标本并图，尤以滋阴治下治本为主；二是补中有敛，涩中有通，而成补通开合之剂；三是润而不腻，温而不燥，为成平补肾阴肾阳之方。故方中熟地黄甘温，为滋肾填精益髓之要药；山茱萸酸温而涩，长于补肝肾，益精气，两药相辅相成，滋肾益精之力尤著。肉苁蓉甘温而润，补而不腻，温而不燥，擅补肾阳，益精血，起阳痿，暖腰膝；巴戟天温补肾阳，亦质润不燥，可壮阳益精，强筋壮骨，两者相须而用，温肾补精之功益彰。四药配伍，以治下元虚衰之本，共为君药。附子、肉桂大辛大热，擅长助阳益火，协肉苁蓉、巴戟天温暖下元，补肾壮阳，并可摄纳浮阳，引火归原；石斛、麦冬甘寒滋阴益胃，补后天以充养先天；五味子酸涩收敛，合山茱萸可固肾涩精，伍肉桂能摄纳浮阳，纳气归肾，五药合用，助君药滋阴温阳治本之功，俱属臣药。石菖蒲，《本草从新》中谓："辛苦而温，芳香而散，开心孔，利九窍，明耳目，发声音"，为化痰浊而开心窍之良药；远志专入心经，长于化痰安神；茯苓健脾渗湿，治疗生痰之本，并可使补而不腻。三药开窍化痰，与诸补肾药相伍，还可交通心肾，以治痰浊阻窍之标，用为佐药。煎药时少加姜、枣以和胃补中，调和药性，又加薄荷数叶，以疏郁利咽，并增本方轻清上行宣窍之力。诸药配伍，使下元得以补养，浮阳得以摄纳，水火相济，痰化窍开，则喑痱可愈。正如王子接在《绛雪园古方选注》中谓："饮，清水也。方名饮子者，言其煎有法也。喑痱之证，机窍不灵，升降失度，乃用一派重浊之药，务在药无过煎，数滚即服，取其轻清之气，易为升降，迅达经络，流走百骸，以交阴阳。附子、官桂开诸窍而祛浊阴，菖蒲、远志通心肾以返真阳，川石斛入肾以清虚热，白茯苓泻胃水以涤痰饮，熟地、山萸滋乙癸之源，巴戟、苁蓉温养先天之气，麦冬、五味入肺肾以都气。开之、通之、清之、泻之、补之，不使浊阴之气横格于喉舌之间，则语自解，体自正矣。"

【适应证】 ①地黄饮子为治肾虚喑痱的主方。费伯雄在《医方论》谓："清肝气以益水之源,纳肾气以制火之僭。水能涵木,孤阳不升则心气通,而舌喑自解矣。惟足废不能行,尚当加壮筋利节之药。至其不用风药,正恐以风助火,故特为进去,未可议之也。"用于舌喑不语,足废不用者。②地黄饮子现代常用于治疗晚期高血压病、脑动脉硬化、中风后遗症、脊髓炎等慢性疾病过程中出现肾阴阳两虚之证者。

【注意事项】 地黄饮子阴阳并补,温而不燥,是其之长;然毕竟偏于温补,故对气火上升,肝阳偏亢之证,不宜应用。

二、龟鹿二仙膏

【来　源】 《医便》。

【组　成】 鹿角、龟甲、人参、枸杞子。

【用　法】 将鹿角锯截,刮净,水浸,桑柴火熬炼成胶,再将人参、枸杞子熬膏和入。每晨酒调服9克(现代用法:每晨取3克,清酒调化,淡盐开水送服)。

【功　效】 滋阴填精,益气壮阳。

【主　治】 真元虚损,精血不足证。全身瘦削,阳痿遗精,两目昏花,腰膝酸软,久不孕育。

【方　证】 肾脏之精,禀受于父母,来源于先天,为人体生命之本。故《灵枢·经脉》谓："人始生,先成精。"《素问·金匮真言论》谓："夫精者,生之本也。"如先天禀赋不足,或后天调养失宜,酒色过度,以及病久伤肾等,均可导致肾精不足。肾主生殖,肾精亏虚,则男子精少不育,妇女经闭不孕;人体筋骨,赖精气以濡养,精充则筋骨隆盛,动作矫健,精损则筋骨疲惫,转摇不能,腰膝酸软无力;精血不足,形体失充,则肌肉瘦削;肝肾精血同源,目受血而能视,精血既亏,上窍失养,则视物昏花;肾为阴阳互根之地,肾精亏虚,阳气阴血皆失其化育,久之精血阴阳俱馁,结果阳痿遗精、发脱齿摇、未老先衰,诸虚百损之证,不一而足。

【方　解】 龟鹿二仙膏为肾虚精血阴阳不足之证而设,故立法阴阳并补。其特点有二:一是重用鹿、龟二胶等血肉有情之品,以峻补精髓为主;二是补气助阳生精,使阳气生而精髓长;补后天以养先天,则精血之虚化生有源,合而成阴阳气血并补之剂。故汪昂在《医方集解·补养之剂》谓:"此足少阴药也。龟为介虫之长,得阴气最全;鹿角遇夏至即解,禀纯阳之性,且不两月长至一二十斤,骨之速生无过于此者,故能峻补气血;两者皆用气血以补气血,所谓补之以其类也。人参大补元气,枸杞滋阴助阳,此血气阴阳交补之剂,气足则精固不遗,血足则视听明了,久服可以益寿,岂第已疾而已哉。李时珍曰:龟、鹿皆灵而寿。龟首常藏向腹,能通任脉,故取其甲以补心、补肾、补血以养阴也;鹿首常返向尾,能通督脉,故取其角以补命、补精、补气以养阳也。"李中梓谓:"人有三奇,精、气、神,生生之本也。精伤无以生气,气伤无以生神。精不足者,补之以味。鹿得天地之阳气最全,善通督脉,足于精者,故能多淫而寿;龟得天地之阴气最厚,善通任脉,足于气者,故能伏息而寿。二物气血之属,又得造化之玄微,异类有情,竹破竹补之法也。人参为阳,补气中之怯;枸杞为阴,清神中之火。是方也,一阴一阳,无偏胜之忧;人气人血,有和平之美。由是精生而气旺,气旺而神昌,庶几龟鹿之年矣,故曰二仙。"方中鹿角胶甘咸微温,功擅温肾壮阳,益精养血;龟甲胶甘咸而寒,长于填精补髓,滋阴养血,二味俱为血肉有情之品,不仅峻补精髓,深合"精不足者,补之以味"之旨,而且滋阴之中又有温阳之力,一则补虚怠之阳气,一则蕴"阳中求阴"之功,共为君药。人参微苦而温,为补元气之要药,与鹿、龟二胶相伍,既可补气生精以奏阳生阴长之功,又合鹿角胶之温以助壮阳之力,并借补后天脾胃之中气,以资气血生化之源;枸杞子味甘性平,为补肾益精,养肝明目之良药,助君药滋补肝肾精血之不足,二味同为臣药。四药相伍,阴阳气血并补,先天后天兼顾,药简力宏,共成峻补精髓,益气壮阳之功,不仅可治真元不足,诸虚百损,亦能抗衰防老;益寿延年。

【适应证】 ①龟鹿二仙膏为滋养阴阳气血之剂。用于腰膝酸软,两目昏花,阳痿遗精者。②龟鹿二仙膏现代常用于治疗内分泌障碍引起的发育不良、重症贫血、神经衰弱及性功能减退等辨证属真元不足,阴阳两虚者。

【注意事项】 骆龙吉《增补内经拾遗方论》记载:"龟也、鹿也,皆世间有寿之物,故称之曰二仙。龟、鹿禀阴之气最完者,龟取板,鹿取角,其精锐之力,尽在于是矣。胶,黏膏也。"故本方味厚滋腻,脾胃虚弱而食少便溏者不宜。本方药性偏温,阴虚而有内热之征者亦不宜使用。

三、七宝美髯丹

【来　源】 《本草纲目》。

【组　成】 赤何首乌、白何首乌、黑豆、赤茯苓、白茯苓、当归、枸杞子、菟丝子、补骨脂、黑芝麻。

【用　法】 上为末,炼蜜为丸,如弹子大,共150丸。每日3丸,清晨温酒送下,午时姜汤送下,卧时盐汤送下。并忌铁器(现代用法:碾细,炼蜜丸,每丸重10克,早、晚各服1丸,淡盐开水送服)。

【功　效】 补肾,固精,乌发壮骨,续嗣延年。

【主　治】 肝肾不足证。须发早白,脱发,齿牙动摇,腰膝酸软,梦遗滑精,肾虚不育等。

【方　证】 肝藏血,肾藏精,精血互生,乙癸同源。发为血之余,肾之华在发,肝肾精血充盈,则发黑浓密而有光泽;若肝肾精血不足,轻者发黄而无泽,重则须发早白或脱落。齿为骨之余,骨赖髓养,髓由精化,肾中精气充盛则牙齿坚固而不易脱落;如肾虚精亏无以生髓养骨,则齿牙动摇,甚则早脱。肾主生殖,肾精亏虚,则男子精少不育；精虚日久，肾阳亦衰，精关失固，则梦遗滑精，腰膝酸软。由此可见，一旦肝肾亏损，精血不足，衰老之征即随之而现。

【方　解】　七宝美髯丹方证以肝肾精血亏虚，元阳不足为基本病机，故治以滋补肝肾，温壮元阳为法。其特点：一是阴阳并补，以补阴益精为主；二是肝脾肾同治，精血同滋，先后天兼顾，尤以补肾益精为主；三是补中寓泻，使补而不滞。方中赤、白何首乌并用，《本草纲目》谓"白者入气分，赤者入血分，肾主闭藏，肝主疏泄，此物气温、味苦涩，苦补肾，温补肝，涩能收敛精气，所以能养血益肝，固精益肾，健筋骨，乌髭发，为滋补良药。不寒不燥，功在地黄、天门冬诸药之上"，故重用之为君药，以补肝肾，益精血，乌须发，壮筋骨。配伍枸杞子、当归滋肾益精，补肝养血；菟丝子、补骨脂温肾强腰，壮阳固精，俱为臣药。牛膝补肝肾，坚筋骨，活血脉；赤茯苓、白茯苓合用以健脾运，渗湿浊，使补中有行，补中寓泻，补而不滞，共为佐药。诸药相合，俾精髓生而阴血充，元阳复而命火旺，齿发有所滋养，肾精得以固秘，不仅可愈诸虚之疾，并有延年遐龄之功效。

【适应证】　①七宝美髯丹为平补肝肾，乌须固齿的名方。用于须发早白，脱发，齿牙动摇，腰膝酸软者。②七宝美髯丹现代常用于治疗中年早衰之白发及脱发、牙周病，以及男子不育症等辨证属肝肾不足者。

【注意事项】　七宝美髯丹在配制时忌用铁器。

第四节　填精固涩的经典方药

填精固涩剂，适用于肾虚则封藏失职，精关不固，出现的遗精滑泄，神疲乏力，四肢酸软；脾肾虚寒所致之泻痢日久，滑脱不禁等病证。常用如沙苑子、芡实、桑螵蛸、莲子、龙骨、肉豆蔻、五味子等，与温补脾肾药的补骨脂、肉桂、干姜、人参、白术等配伍，代表方如四神丸、金锁固精丸、桑螵蛸散等。

第四章 古今补肾名方选介

一、四神丸

【来　源】《内科摘要》。

【组　成】 肉豆蔻、补骨脂、五味子、吴茱萸。

【用　法】 上为末,用水1碗,煮生姜120克,大枣50枚,水干,取枣肉为丸,如梧桐子大。每服50～70丸(6～9克),空腹食前服(现代用法:临睡时用淡盐汤或白开水送下。以水煎服时,用量按原方比例酌减)。

【功　效】 温肾暖脾,固肠止泻。

【主　治】 脾肾阳虚之肾泻证。五更泄泻,不思饮食,食不消化,或久泻不愈,腹痛肢冷,神疲乏力,舌淡,苔薄白,脉沉迟无力。

【方　证】 肾泻,又称五更泻、鸡鸣泻、晨泻。《素问·金匮真言论》说:"鸡鸣至平旦,天之阴,阴中之阳也,故人亦应之……肾为阳气之根,能温煦脾土;五更是阴气极盛,阳气萌发之际,今命门火衰,脾肾阳虚,阴寒内生,阳气当至而不至,阴气极而下行,故为泄泻。肾阳虚衰,命门之火不能上温脾土,脾失健运,故不思饮食,食不消化。脾肾阳虚,阴寒凝聚于内则腹痛,不能温养四肢则肢冷。《素问·生气通天论》说:"阳气者,精则养神",脾肾阳虚,阳气不能化精微以养神,以致神疲乏力。脾肾阳气虚衰,下元不固,大肠滑脱,则久泻;而泻久不愈,亦必致脾肾阳虚。舌淡,苔薄白,脉沉迟无力,均为脾肾阳虚之证。

【方　解】 四神丸为命门火衰,不能温煦脾土,证属脾肾阳虚之肾泻而设。其温热与酸涩并用,而以温补治本为主;水土兼顾,而重在补命门以暖脾土。因四神丸,由四种药物"治肾泻有神功",剂型为丸剂,故名"四神丸"。根据《素问·至真要大论》"寒者温之""散者收之"的治疗原则,以温肾暖脾,固肠止泻立法。汪昂在《医方集解·祛寒之剂》谓:"此足少阴药也。破故纸(补骨脂)辛苦大温,能补相火以通君火,火旺乃能生土,故以为君。肉蔻辛温能行气消食,暖胃固肠,五味成能补肾,酸能涩精,吴萸辛热除湿燥脾,能入少阴、厥阴气分而补火,生姜暖胃,大枣补土,所以防水。盖久泻皆由,肾命火衰,不能专责脾胃,故大补下焦元阳,使火旺土强,则能水而不复妄行矣。"故方中补骨脂辛苦大温,可温补肾阳,补命门之火以温养脾土,重用为君药。肉豆蔻辛温,其气芬芳,温脾暖胃,涩肠止泻,配合补骨脂则温肾暖脾,固涩止泻之功益彰,故为臣药。五味子酸温,固肾益气,涩精止泻,吴茱萸辛苦大热,温暖肝脾肾以散阴寒,《本草纲目》谓:"茱萸辛热能散能温,苦热能燥能坚,故其所治之症,皆取其散寒温中、燥湿解郁之功。"两药配伍善治肾泻,共为佐药。生姜温中焦以散水湿,大枣滋脾胃以补虚损,以此为丸,可为上四药他山之助,增强温补功力,共为使药。诸药合用,温肾暖脾,固涩止泻,俾火旺土强,肾泻自愈。

【适应证】 ①四神丸,《本草纲目》谓其"治肾泻,通命门,暖丹田,敛精神"。以治五更泄泻,不思饮食,舌淡苔白,脉沉迟无力者。②四神丸,《玉楸药解》谓其"调和脾胃,升清降浊,消纳水谷,分理便溺,至为妙品,而气香燥,善行宿滞,其质收敛,专固大肠,消食止泻,此为第一"。故现代常用于慢性肠炎、慢性结肠炎、肠易激综合征、痢疾、肠结核等,以及遗尿、滑精、矢气过频和五更腹痛、五更腰痛等在五更发作的病证属脾肾阳气虚弱者。

【注意事项】 ①李杲谓四神丸"治泻痢,补元气不足"。故肠胃积滞未消以致泄泻者禁用。②忌生冷油腻食物。

二、五子衍宗丸

【来　源】 《证治准绳》。

【组　成】 枸杞子、五味子、菟丝子、覆盆子、车前子。

【用　法】 上为末,炼蜜为丸,如弹子大,共150丸。每日3丸,清晨温酒送下,午时姜汤送下,卧时盐汤送下(现代用法:碾细,炼蜜丸,每丸重10克,早晚各服1丸,淡盐开水送服)。

【功　　效】　填精益髓，扶阳助阴，滋肾经之不足。

【主　　治】　肾阴亏乏、阴损及阳，则有精关不固、早泄、遗精、精冷、不育等症。

【方　　证】　五子衍宗丸为著名的补肾良方，是治疗阳痿不育、遗精早泄等肾虚精亏病证的代表方剂之一。最早见于道教的《悬解录》一书。记载张果献于唐玄宗的圣方"五子守仙丸"，即五子衍宗丸的原方名。之所以称为"五子"，因为选用五子之药，寓"以子求子"之意，传统中医学又将男性不育症称为"无子""无嗣"，因而一语双关，别有意味。五子衍宗丸为肾虚遗精、阳痿早泄、久不生育、须发早白之名方。《清太医院配方》在其基础上加入熟地黄、山药、山茱萸、茯苓和泽泻，有六味地黄丸之意，其效更加。

【方　　解】　五子衍宗丸方中枸杞子性平，味甘，归肝、肾、肺三经，能滋阴养肝，益精血，为主药；辅以菟丝子，性平，味甘、辛，归肝、肾二经，有滋阴壮阳之功效。不仅益阴，且能扶阳，温而不燥，补而不滞，养肝肾，益精髓；佐以覆盆子涩精缩便；五味子滋肾固精，止泻安神；车前子清热益阴，利尿泻热，利水通淋。五药皆植物种子，中多液汁，既能滋培阴液，又含蕴生之气，为五药之所同，而各有特殊性能。诸药配合，具有补肾益精、扶阳固涩的作用，以补阴为主。

【适应证】　①阳痿、遗精早泄、肾病综合征、精子减少不育症。②复发性口腔溃疡，以及眼肌型重症肌无力、骨结核、老年性夜尿增多症、老年性癃闭等。

【注意事项】　五子衍宗丸需服用时间长些，方可见效。过敏体质者慎用。

三、锁阳固精丸

【来　　源】　《中国药典》。

【组　　成】　锁阳、肉苁蓉、巴戟天、补骨脂、菟丝子、杜仲、八角茴香、韭菜子、芡实、莲子、莲须、牡蛎、龙骨、鹿角霜、熟地黄、山茱萸、牡丹皮、山药、茯苓、泽泻、知母、黄柏、牛膝、青盐。

【用　　法】　上为末,炼蜜为丸,如弹子大,共 150 丸。每日 3 丸,开水送下(现代用法:碾细,炼蜜丸,每丸重 10 克,早晚各服 1 丸,淡盐开水送服)。

【功　　效】　温肾固精。

【主　　治】　肾阳不足或肾虚、精关不固所致遗精滑泄、阳痿、腰膝酸软、眩晕耳鸣、四肢无力等症。

【方　　证】　肾主藏精,肾好则精固;心主神明,心安则神定。劳神太过,心阴暗耗,心阳独亢,心火不能下交于肾,肾水不能上济于心,心肾不交,水亏火旺,扰动精室就会导致早泄。锁阳固精丸主要用于肾阳不足或肾虚、精关不固等症。肾阳不足或肾虚则封藏失职,精关不固,故遗精滑泄、阳痿;阳痿精亏则气弱,故神疲乏力;腰为肾之府,耳为肾之窍,肾精亏虚,则腰痛耳鸣诸症即起。

【方　　解】　锁阳固精丸方中锁阳补肾壮阳;熟地黄养血滋阴,补精益髓,两药阴阳并补,共为君药。巴戟天、肉苁蓉、补骨脂、菟丝子、韭菜子、杜仲、鹿角霜、八角茴香助锁阳补肾助阳,固精止遗;山茱萸、牛膝助熟地黄养血滋肾;芡实、莲子、莲须、龙骨、牡蛎功专敛涩,益肾固精,共为臣药。山药、茯苓、泽泻健脾益气,利水渗湿;牡丹皮、知母、黄柏、大青盐滋阴清退虚热,共为佐药。诸药合用,以收温肾壮阳、滋阴填精、涩精止遗之效。锁阳固精丸正是通过交通心肾、引火归原,达到调节心肾的目的。

【适应证】　①锁阳固精丸用于遗精滑泄,阳痿,腰膝酸软,眩晕耳鸣,四肢无力等症。②现代研究表明,锁阳固精丸有增强肾上腺皮质功能,能促进性腺功能,促精液生成与分泌,增强机体免疫功能。

【注意事项】　湿热下注或相火妄动所致遗精者不宜。

四、金锁固精丸

【来　源】《医方集解·收涩之剂》。

【组　成】沙苑子、芡实、莲须、龙骨、牡蛎。

【用　法】莲子粉糊为丸,盐汤下(现代用法:每日 1～2 次,每次 9 克,淡盐汤或开水送服。亦可加入莲子肉,水煎服,用量按原方比例酌减)。

【功　效】涩精补肾。

【主　治】金锁固精丸,集诸"涩精秘气"之品于一方,重在固精,兼以补肾,标本兼顾,而以固涩滑脱。治肾虚不固之遗精滑泄,神疲乏力,四肢酸软,腰痛,耳鸣,舌淡苔白,脉细弱。

【方　证】遗精滑泄一证,与心、肝、脾、肾四脏密切相关,尤其和肾虚不固的关系最为密切,金锁固精丸所治为肾虚精关不固而致。《素问·六节藏象论》谓:"肾者主蛰,封藏之本,精之处也……肾虚则封藏失职,精关不固,故遗精滑泄;肾虚精亏则气弱,故见神疲乏力,四肢酸软;腰为肾之府,肾精亏虚故有腰痛;耳为肾之窍,肾气通于耳,肾和则耳能闻五音",肾虚则耳鸣。舌淡苔白,脉细弱均为肾虚之象。

【方　解】金锁固精丸,为肾虚不固之遗精滑泄而设,能固秘精关,使肾复封藏,精无外泄,犹如贵重的金锁,故名金锁固精丸。根据《素问》"散者收之"及"虚则补之"的治疗原则,以涩精补肾立法。方中沙苑子性味甘温,长于补肾固精止遗,其"益肾,治腰痛,为泄精虚劳要药,最能固精",故为君药。莲肉、芡实、莲须均为水生之物,甘涩质润,俱能固肾涩精,且莲肉、芡实兼补脾气以充养先天,俾肾精充足;莲子、莲须又可交通心肾,养心安神,使精室不被淫欲所扰,配合君药则能加强固肾涩精之力,三药共为臣药。龙骨甘涩而平,镇惊,安神,固精;牡蛎咸平微寒,敛阴,潜阳,涩精,两药清降镇潜,收涩止遗,兼可平肝潜阳,使相火不得妄动,共为佐药。

诸药合用,共奏涩精补肾之功效。

【适应证】 ①金锁固精丸,汪昂在《医方集解·收涩之剂》谓:"此足少阴药也。蒺藜补肾益精,莲子交通心肾,牡蛎清热补水,芡实固肾补脾,合之莲须、龙骨,皆涩精秘气之品,以止滑脱也。"故治肾亏精关不固之遗精滑泄,腰痛耳鸣,舌淡苔白,脉细弱者。②金锁固精丸现代常用于治疗慢性前列腺炎、精囊炎、神经衰弱等,以及某些慢性消耗性疾病、慢性功能衰退性疾病,属肾虚精关不固者;亦可用于乳糜尿、重症肌无力、下消、泄泻、女子带下、崩漏、产后恶露不绝、产后尿失禁、产后自汗等,属肾虚精气不足,下元不固者。

【注意事项】 ①朱良春等在《汤头歌诀详解》中谓:"金锁固精丸,顾名思义,功能固秘精关,治疗肾虚精关不固所引起的遗精诸症。方中沙苑子补肾益精,莲子交通心肾,牡蛎、龙骨安神,涩精秘气。芡实固肾补脾,与龙、牡同用,为固精止遗的要药。本方汇集益肾收涩诸品,是治疗肾虚遗精及滑精的名方,用之得当,确有良效。若遗精而见阳虚者,宜加人参、破故纸、鹿茸、山茱萸等补气补阳之品;阴虚而有内热者,宜加知母、白芍等养阴清滋之品。但肝经湿热下注或君相火旺以致遗精者,本方切不可施用,而应酌情选用龙胆泻肝汤或知柏八味丸之类。"故下焦湿热所扰,以致遗精带下者,本方禁用;相火偏旺而梦遗者,本方亦不宜。②金锁固精丸为收敛固涩有恋邪之弊,故外感发热者须停药。③服药期间忌食辛辣刺激性食物,节制房事。

【附　方】 水陆二仙丹《本草图经》。金樱子、鸡头实各等份。金樱子作煎,鸡头实捣烂晒干,再治下筛,为丸服之。丸如梧桐子大,每服50丸(9克),盐汤送下。功效:补肾,涩精。主治:男子遗精,白浊,小便频数,女子带下,纯属肾虚不摄者。

五、桑螵蛸散

【来　源】 《本草衍义》。

第四章 古今补肾名方选介

【组　成】　桑螵蛸、远志、菖蒲、龙骨、人参、茯神、当归、龟甲酥。

【用　法】　上为末,夜卧人参汤调下二钱(6克)(现代用法:研末,睡前,党参汤调下6克;亦可白水冲服)。

【功　效】　调补心肾,涩精止遗。

【主　治】　心肾两虚证。小便频数,或尿如米泔色,或遗尿,滑精,心神恍惚,健忘,舌淡苔白,脉细弱。

【方　证】　桑螵蛸散证系心气不足,肾虚不摄,水火不交所致。肾藏精,主水,与膀胱相为表里,肾气有助膀胱气化,司膀胱开合以约束尿液的作用。肾虚不摄则膀胱失约,以致小便频数,或尿如米泔色,甚或遗尿;肾精精关不固,而致遗精。心藏神,心气不足则心神不宁,且因肾精不足,不能上济于心,使心神失养,故心神恍惚,健忘。舌淡、脉细弱亦为心肾两虚所致。

【方　解】　桑螵蛸散为尿频、遗尿、滑精而设,证属心肾两虚,而以肾虚不摄为主。根据《素问·至真要大论》"散者收之",以及《素问·三部九候论》"虚则补之"的治疗原则,以调补心肾,涩精止遗立法。汪昂在《医方集解·收涩之剂》中谓:"此足少阴、手足太阴药也。虚则便数,故以螵蛸、龙骨固之(螵蛸补肾,龙骨涩精)。热则便欠,故以当归、龟甲滋之。人参补心气,菖蒲开心窍,茯苓能通心气于肾,远志能通肾气于心,并能清心解热。心者,小肠之合也,心补则小肠不虚,心清则小肠不热矣。"《本经逢原》谓桑螵蛸散,为"肝肾命门药也,功专收涩,故男子虚损,肾衰阳痿,梦中失精,遗溺白浊方多用之",方中桑螵蛸甘咸而平,桑螵蛸散既能补肾助阳,又能固精止遗,标本兼顾,故为君药。龙骨《本经逢原》谓其"益肾镇心,为收敛精气要药",甘涩收敛,能镇惊安神,缩尿固;龟甲味咸甘,性平,滋阴、潜阳、补肾,"能通心入肾以滋阴",龟甲得龙骨则益阴潜阳,安神之功更著,两药交通心肾,共为臣药。且桑螵蛸得龙骨则固涩止遗之力增,得龟甲则补肾固本之功著。人参大补元气,补心安神;茯神宁心安神,配人参养心安神之力尤著;菖蒲善开心窍,宁心安神;远志安神强志,通肾气上达于心,合菖蒲则交通心肾,益肾宁神之力增强;当归补养心血,得人参补气生血。以上五药均为佐药。诸药相合,共奏调补心肾,补益气血,涩精止遗之效。

【适应证】 ①桑螵蛸散,徐大椿谓:"心不下交,肾气不密,故封藏不固,遗溺不止焉。桑螵蛸固涩脬气,龙骨固涩溺窍,人参扶元气以摄水,当归养血脉以荣经,茯神渗湿清水府,龟甲滋阴壮肾水,菖蒲开窍通神明,远志宁神交心肾。为散参汤下,使真元布渡,则心肾相交,而真阳秘密,脬气自固,遗溺无不止矣。此通心固肾之剂,为心肾不交遗溺之专方。"故可治疗心肾不足而小便频数、遗尿或失精者,尤宜于遗尿或时欲尿而不能控制属肾亏者,以尿频、遗尿、滑精、心神恍惚、舌淡苔白、脉细弱者。②桑螵蛸散,张秉成在《成方便读》谓:"治小便频数,并能安神魂,补心气,疗健忘。夫便数一证,有属火盛于下者,有属下虚不固者。但有火者,其便必短而赤,或涩而痛,自有脉证可据。其不固者,或水火不交,或脾肾气弱,时欲便而不能禁止,老人、小儿多有之。"现代常用于小儿遗尿、神经衰弱之梦遗滑精等病,以及糖尿病及妊娠小便频数、小便失禁等病,属心肾不交者。

【注意事项】 桑螵蛸散或因下焦湿热而致的小便频数,溺赤涩痛,或由脾肾阳虚所致的尿频失禁,均非本方所宜。

六、缩泉丸

【来　源】 《魏氏家藏方》。

【组　成】 天台乌药、益智子、淮山药。

【用　法】 上为末,别用山药炒黄研末,打糊为丸,如梧桐子大,曝干;每服50丸,嚼茴香数十粒,盐汤或盐酒下(现代用法:每日1~2次,每次6克,开水送下)。

第四章 古今补肾名方选介

【功　效】　温肾祛寒，缩尿止遗。

【主　治】　下元虚寒证。在温肾固摄的基础之上调气散寒，寓收于散，寓合于开，使气化复常，而津液得敛。有止尿频，缩小便之功，剂型为丸，故名"缩泉丸"。用于小便频数，或遗尿不止，或小便清长，或溺有余沥，舌淡，脉沉弱。

【方　证】　缩泉丸主治证为下元虚寒所致。《素问·脉要精微论》云："水泉不止者，是膀胱不藏也。"膀胱者，与肾相为表里，肾气不足，下元虚冷，则膀胱虚寒，不能约束水液，以致尿频、遗尿、小便清长或溺有余沥。

【方　解】　缩泉丸为下元虚寒所致小便频数而设。根据《素问·至真要大论》"散者收之"和"寒者热之"，以及《素问·三部九候论》"虚则补之"的治疗原则，以温肾祛寒，缩尿止遗立法。《本草纲目》曰其为"行阳退阴之药，三焦命门气弱者宜之"，故方中益智仁辛温，能温补肾阳，固涩精气，收缩小便，故为君药。乌药辛温，善理元气，《本草述钩元》曰其以"固非补气，亦不耗气，实有理其气之元，致其气之用者"，可调气散寒，能除膀胱肾间冷气，止小便频数，伍益智仁使收散有序，开合有度，涩而不滞，故为臣药。更以山药糊丸，取其甘平，健脾补肾，固涩精气，为佐药。茴香辛香发散，入肾、膀胱经，用数十粒为引，助诸药温肾祛寒之功，使下焦得温而寒去，则膀胱气化复常，约束有权，溺频遗尿自可痊愈。钱伯煊在《女科方萃》谓：缩泉丸，"方中以益智仁温补脾胃，本脾药而兼入心肾，主君相二火，补心气、命门之不足，能涩精固气，以盐水炒者，取其下达于肾；乌药上入肺脾，下达膀胱与肾，善疏导胸腹邪逆之气；山药补肺脾，涩精气，全方之意，使肺气足，则肾气亦得荫，肾为封藏之本，肾强则下元得固，水道调摄如常矣。本方虽药物组成简单，但在益肾、温涩的基础之上，不忘补气、调气，的确见识不同一般，其方药之间配伍很是巧妙，临床应用效果也较好，尤适于治疗小儿遗尿"。

【适应证】 ①缩泉丸主治下元虚寒证,以尿频或遗尿,舌淡,脉沉弱者。②缩泉丸现代常用于真性及应力性尿失禁、神经性尿频、尿崩症等属下元虚寒者,亦用于多涕、流涎、乳泣、泄泻、遗精、带下、崩漏等证属肾气亏虚,固摄无权者。

【注意事项】 缩泉丸,忌辛辣、刺激性食物。缩泉丸药简力薄,若病情较重者,当酌加温补固涩之品。

第五章 补肾养肾药食调摄

第一节 补肾养肾药膳

药膳发源于我国传统的饮食和中医食疗文化,药膳是在中医学、烹饪学和营养学理论指导下,严格按药膳配方,将中药与某些具有药用价值的食物相配伍而做成的美食,是以充分发挥中药效能的美味佳肴,满足人们"厌于药,喜于食"的天性,又"寓医于食"。《内经》记载有"药以祛之,食以随之"。根据食性理论,以药、食物的四气、五味、归经、阴阳属性等与人体的生理密切相关的理论和经验作为指导,针对病人的证候,根据"五味相调,性味相连"的原则,以及"寒者热之,热者寒之,虚者补之,实者泻之"的法则,应用相关的食物和药膳治疗调养,既将药物作为食物,又将食物赋以药用,药借食力,食助药威,两者相辅相成,相得益彰;既具有较高的营养价值,又可防病治病、保健强身、延年益寿。

一、荷叶乳鸽

【原　料】　乳鸽1只,荷叶1张,酱油、香醋、绍酒各适量。

【制　法】　将乳鸽拔毛后,剖肚洗净,去头脚、内脏,用酱油、香醋、绍酒浸过,取鲜荷叶一张包起,上笼蒸熟即成。

【功　效】　具有滋肾生津,涤秽除烦,补益脾胃之功效。

【适应证】　适用于肝肾亏虚引起的头晕乏力、心烦失眠、口鼻干燥、体质过弱者。

二、百合红枣龟肉汤

【原　料】　乌龟1只(约250克),百合30克,大枣10枚。

【制　法】　将百合、大枣(去核)洗净;乌龟用沸水烫,去龟壳、肠、头,洗净,斩件。把全部用料一起放入锅内,加清水适量,大火煮沸后,改用小火煮2小时即成。

【功　效】　具有滋阴养血,调补心肾之功效。

【适应证】　适用于神经衰弱属心肾两虚者,症见失眠、心烦、健忘心悸、潮热盗汗、精神疲乏者。

三、山药芝麻圆

【原　料】　山药粉50克,熟芝麻50克,肥膘肉400克,鸡蛋3个,豆粉100克,白糖、植物油各适量。

【制　法】　将肥膘肉煮熟,捞出后在凉水中稍浸,入盘。分别将蛋黄、蛋清盛入2只碗内,将山药粉、豆粉入蛋清调至无疙瘩硬心为止,再加入蛋黄调匀。把肥膘肉切成丁,放入沸水中氽一下,捞出,散开晾凉,用蛋糊调匀。锅内入植物油烧沸,用筷子夹调好的肉丁入油锅中炸至蛋糊凝固时捞出,掰去棱角,再放至沸油中炸至捞在勺里发脆响声时,沥油。锅内加入清水少许,放入白糖,小火炒至糖汁金黄色时,加入炸好的肉圆,收锅离火铲动,撒上芝麻,继续铲动,待芝麻都沾在肉圆上时,入盘即成。可佐餐或当点心食用。

【功　效】　具有补肾益精,润肺生津,乌发生发之功效。

【适应证】　适用于脾肾两虚、肤发枯燥、肺虚燥咳者。

四、山药芝麻酥

【原　料】　鲜山药300克,黑芝麻15克,白糖、植物油各适量。

【制　法】　将黑芝麻淘洗干净,炒香待用;鲜山药削去皮,切成菱角块。锅置火上,注入菜油,待烧至七成热时下山药块。炸至外硬,中间酥软,浮于油面时捞出。砂锅烧热,用油滑锅后,放入白糖,加少量水溶化,待至糖汁成米黄色,倒入山药块不停地翻炒,使外面包上一层糖浆,直至全部包牢,撒上芝麻,装盘即成。

【功　效】　具有补脾胃,益肺肾,润五脏之功效。

【适应证】　适用于脾虚食少、肺虚久咳喘气、肾虚遗精、须发早白等症,常食可防癌、抗衰老。

五、生地黄芪猪胰汤

【原　料】　生地黄 30 克,黄芪 30 克,淮山药 30 克,山茱萸 15 克,猪胰 1 条,猪瘦肉 60 克,酱油、食盐、料酒各适量。

【制　法】　将生地黄、黄芪、淮山药、山茱萸洗净,放入锅内,加清水适量,大火煮沸后,改用小火煲 1~2 小时。然后把猪胰洗净、去油脂、切片,猪瘦肉洗净,切片一齐放入容器内,加入酱油、食盐、料酒各适量,腌 15 分钟,放入已煲好的汤内,加盖煲 15 分钟,调味即成。

【功　效】　具有滋肾补脾,生津止渴之功效。

【适应证】　适用于脾肾阴亏的消渴病,症见口渴引饮、神疲乏力、腰酸膝软、失眠健忘、头晕眼花等;或肺胃实热之咽干渴饮。

六、地黄乌鸡

【原　料】　雌乌骨鸡 1 只(约 1 000 克),生地黄、饴糖各 150 克。

【制　法】　将乌鸡宰杀,去毛、内脏,洗净,备用;生地黄洗净,切成条状,加饴糖拌匀,装入鸡腹内;将鸡仰置瓷盆中,隔水用小火蒸熟即成。吃肉喝汤,分 2 日食用。

【功　效】　具有填精添髓,补脏益智之功效。

【适应证】　适用于用脑过度、脑髓不足而见头转耳鸣、记忆力减退、腰膝酸痛、神疲气短等症。常食能收到填精补脑、益智健身的功效。感冒发热,或湿热内蕴而见食少、腹胀、便溏者不宜食用。

七、黄精参薯鸡

【原　料】　黄精、党参、山药各30克,仔母鸡1只(约1 000克),葱段、生姜、花椒、食盐、味精各适量。

【制　法】　将母鸡宰后洗净,剁成1寸左右小方块,入沸水锅中烫3分钟捞出,洗净血沫,装入汽锅内,加入调料和药材,盖好锅盖,上笼蒸约3小时即成。吃肉喝汤。

【功　效】　具有温肾补脾之功效。

【适应证】　适用于腰膝酸软、怕冷者,能缓解体倦乏力。

八、姜附烧狗肉

【原　料】　熟附片30克,狗肉1000克,生姜150克,植物油、大蒜、葱段各适量。

【制　法】　将狗肉洗净,切成小块,煨熟备用。再将熟附片放入砂锅内,先熬煎2小时,然后将狗肉、大蒜、生姜、葱段放入,加水适量小火炖煮,直至肉烂即成。

【功　效】　具有补益肾阳之功效。

【适应证】　适用于阳痿、夜尿多、畏寒及四肢冰冷等阳虚症,以及身体虚寒的慢性肾炎。

九、虫草炖鸭

【原　料】　冬虫夏草10克,鸭子1只,绍酒、食盐各适量。

【制　法】　将鸭宰杀后去毛,内脏及爪,洗净后在沸水内氽片刻,再捞出用凉水洗净;冬虫夏草洗净,用纱布包裹后放入鸭腹内,加水煨炖至肉烂为度,并放入适量绍酒、食盐调味即成。喝汤食鸭肉,每次100克,每日2次,既可佐餐,又可单食。

第五章　补肾养肾药食调摄

【功　效】　鸭清补肺肾,《随息居饮食谱》言其:"滋五脏之阴,清虚劳之热",功专补血养阴、润肺、止嗽。《医林纂要》说:"鸭(肉)能泻肾中积水妄热,行脉中邪湿痰沫,故治劳热骨蒸之真阴有亏……去劳热,故治咳嗽。"冬虫夏草调补阴阳,滋补肺肾,为补虚之佳品,入肾可调补阴阳,肺可养阴止血化痰。

【适应证】　适用于肺肾气虚,症见面色无华、少气懒言、神疲乏力、干咳、腰膝酸软、水肿反复。如慢性肾病、慢支伴肺气肿、肺痨病可以长期服食,具有滋补肺肾,宁咳化痰,扶正固本之功效。

十、山药腐竹鸡片

【原　料】　鲜山药250克,腐竹25克,鸡肉200克,葱花、姜末、绍酒、植物油、湿淀粉、鲜汤、食盐各适量。

【制　法】　将山药洗净,刨去外表皮,切成薄片,放入碗中,备用;腐竹用温水泡发,切成片,待用;鸡肉洗净,切成片,放入另碗内,加绍酒、湿淀粉、葱花、姜末,拌和均匀,上浆。炒锅置火上,加植物油用大火烧至九成熟,下入腐竹,炸脆,捞起,沥油后放入碟中;锅内留余油,烧热后,加葱花、姜末煸炒出香,加入鸡肉片不断翻炒,加鲜汤和山药片,翻炒均匀,用湿淀粉勾薄芡,加少许食盐,拌匀即成,盛入碗中,将腐竹撒在上面即成。

【功　效】　具有补脾胃之功效。淮山药补脾气,益脾阴,滋精固肾;腐竹为豆类制品,有营养、补养的作用;鸭为五畜,"五畜为益",益有补益、增益的意思,为"血肉有情之品",具有补养和滋养作用,促进和修复人体组织功能。

【适应证】　适用于肝肾阴虚,症见有形体消瘦、倦怠乏力、食欲差,以及慢性肾炎蛋白尿长期不消者。

十一、山药杞煲鸽

【原　料】　淮山药25克,枸杞子25克,瘦鸽2只,龙眼肉1

汤匙,生姜1片,食盐适量。

【制　法】　将瘦鸽凉水涮过,适用水煲滚,放入瘦鸽、淮山药、枸杞子、姜片、龙眼肉煲滚,小火煲3小时,放入食盐调味即成。

【功　效】　具有健脾补肾之功效。淮山药,甘平,健脾,补肺,固精,益精,治脾虚泄泻,久痢,虚劳咳嗽,消渴,小便频数;枸杞子,甘平,滋肾,固肺,补肝,明目,含有丰富的胡萝卜素和维生素C,有助于增强人体免疫功能;鸽肉,甘咸平,补肝肾,益精气,为久病体弱,妇女血虚经闭的补益食品;龙眼肉,性味甘温,具有益心脾,补气血,安神之功效。

【适应证】　适用于脾肾亏虚所致的消瘦乏力、腰部疼痛、食欲不振、食少、虚劳瘦弱、失眠、健忘、惊悸、怔忡,以及慢性肾小球肾炎患者。

十二、鹌鹑肉片

【原　料】　鹌鹑肉100克,冬笋50克,枸杞子10克,黄瓜15克,鸡蛋清0.5个,猪油、酱油、绍酒、花椒水、食盐、水豆粉各适量。

【制　法】　将鹌鹑肉切成薄片,用鸡蛋清和水豆粉拌匀;冬笋、黄瓜片均切成片。炒锅内放入猪油,烧至五成熟时,放入鹌鹑肉片,炒热,倒入勺内;炒锅内加清汤适量,放入食盐、料酒、花椒水、酱油、冬笋、枸杞子、黄瓜和炒热的鹌鹑肉片,烧开后,除去浮沫,盛入碗内即成。

【功　效】　具有补肾健脾,利水消肿之功效。枸杞子能滋肾润肺,补肝明目,治疗肝肾阴亏,腰膝酸软,头晕等症;鹌鹑性味甘平,具有滋补五脏,益中续气的作用,有"动物人参"之称;冬笋营养丰富,味道鲜美,含有蛋白质、脂肪、糖类、钙、磷、铁、胡萝卜素、B族维生素、维生素C等,能祛热消痰,利水道,通九窍,增强机体抵抗力,减轻水肿等症状。

【适应证】　适用于脾肾气虚的水肿、腰膝酸软、倦怠乏力、肾病综合征,以及食欲不振、面色不华者。

十三、莲子猪肚

【原　料】　猪肚1个,水发莲子40枚,香油、食盐、葱、姜、蒜各适量。

【制　法】　将猪肚洗净,装入莲子(去心),用线缝合,入锅内加适量清水,炖熟,捞出晾凉;猪肚切成细丝,同莲子放入盘中,将香油、食盐、葱、姜、蒜等与猪肚丝、莲子拌匀即成。

【功　效】　具有补益脾胃,固肾涩精之功效。

【适应证】　适用于脾肾两虚、食欲不振、遗精滑泄;以及肾炎肾气不固的蛋白尿、隐血尿等。

十四、阿胶炖肉

【原　料】　阿胶6克,猪瘦肉100克,食盐适量。

【制　法】　将猪瘦肉洗净后加水小火炖,炖熟后加入阿胶炖化,加入食盐调味即成。

【功　效】　具有滋阴润肺,补血活血之功效。

【适应证】　适用于贫血、咯血、吐血,以及肾炎血尿、隐血尿者。

十五、芡实煮老鸭

【原　料】　芡实120克,老鸭1只,食盐适量。

【制　法】　将芡实纳入洗净的鸭腹中,放锅中加水,用小火煮2小时,至鸭肉酥烂,加入食盐调味即成。

【功　效】　具有滋阴养胃,健脾利水,固肾涩精之功效。

【适应证】　适用于秋燥骨蒸劳热、脾虚水肿、肾虚遗精,以及慢性肾炎、肾病综合征蛋白尿。

十六、蘑菇炒虾仁

【原　料】 鲜蘑菇150克,明虾500克,鸡蛋清1个,植物油、绍酒、食盐、味精、葱花、姜末、干淀粉各适量。

【制　法】 将蘑菇洗净,去蒂,切成片;明虾去壳,剔去脊背沙肠成净虾仁,洗净沥干水,放入碗内,加入鸡蛋清、食盐、干淀粉上浆。炒锅上火,放植物油烧至六成热,投入虾仁,下葱花、姜末炸香,倒入蘑菇片煸炒,加入绍酒、食盐、味精,翻炒几下即成。

【功　效】 具有补肾壮阳,益气提神之功效。

【适应证】 适用于肝肾不足、气虚神疲者,或腰膝酸软、性功能减退者。

十七、海参肉片

【原　料】 水发海参1个,猪瘦肉30克,鸡蛋(打成液)半只,绍酒、玉米粉、葱花、蒜末、姜末、白糖、味精、水淀粉、蚝油、酱油、植物油各适量。

【制　法】 将猪肉洗净,切片,加入绍酒、姜末、蒜末、味精、鸡蛋、玉米粉和水搅匀,入温油锅滑熟。海参洗净,切片,进沸水锅氽水,捞出,沥干。净锅上火,放植物油,下入葱花、姜末、蚝油、酱油、白糖,煮沸后,投入肉片和海参,用小火焖煮数分钟,然后放入味精,下水淀粉勾薄芡,淋熟油出锅即成。

【功　效】 具有补肾益精,养血润燥之功效。海参为海产滋补珍品,《本草纲目拾遗》说:"有刺者名刺参,无刺者名光参,入药用大而有刺者佳。"内含蛋白质、糖类、钙、磷、铁、碘、维生素 B_1、维生素 B_2 等人体必需的营养物质。

【适应证】 适用于精血亏损、虚弱劳怯、阳痿、梦遗、小便频数等症。

第五章 补肾养肾药食调摄

十八、豆腐虾仁

【原　料】　虾仁 300 克,毛豆 150 克,嫩豆腐 2 块,葱末、姜片、食盐、绍酒、味精、胡椒粉、香油、淀粉、植物油各适量。

【制　法】　将虾仁去泥肠晾干水分,以葱末(少许)、姜(3 片)、绍酒(1/2 汤勺)、食盐(少许)、淀粉(1 茶勺)腌泡 10 分钟。虾仁与毛豆加 3 汤勺油,以微波 90% 火力烹调 2 分钟。豆腐切方块,加入虾仁、毛豆中搅匀,淋入绍酒、味精、胡椒粉、香油,继续烹调 3 分钟即成。

【功　效】　具有温肾壮阳,健脾宽中之功效。虾仁甘而微温,具有丰富的营养,补肾壮阳之功能,有较高的药用食疗价值。《本草纲目》言其"补肾兴阳",以绍酒烧灼则补阳力更著。

【适应证】　适宜于肾虚阳痿,或脾虚腹胀消瘦者。

十九、手抓羊肉

【原　料】　带骨羊腰窝肉 750 克,青椒 150 克,香菜、葱、姜、蒜苗、酱油、食盐、胡椒粉、花椒、味精、绍酒、辣椒粉、香油、八角茴香各适量。

【制　法】　将羊肉洗净,斩成块;葱切斜片;另将葱、姜、蒜、青椒、香菜切细末,与胡椒、辣椒粉、酱油、味精调拌成小料,备用。把锅放大火上,倒入适量的水(以浸没羊肉为度),烧开后放入羊肉块,等再开后撇去浮沫,然后倒入砂钵内,放入绍酒、食盐、八角茴香、花椒、葱、姜,盖好移到温火上烧,待肉烂时捞出,盛入盘内,吃时蘸小料即成。

【功　效】　具有补益气血,温中暖胃之功效。羊肉含有丰富的蛋白质、脂肪、磷、铁、钙、维生素 B_1、维生素 B_2、胆甾醇等成分。

【适应证】　适用于调理虚羸体弱,肾阳不足,肝血内虚等症。以羊肉为主的古方颇多,如《金匮要略》的当归生姜羊肉汤和《金匮心境》的大蒜羊肉等。此药膳性温,早春气温尚低时食用,或体质虚寒腰膝冷痛的肾阳虚证。

二十、韭菜炒胡桃

【原　料】　核桃仁(去皮)30克,韭菜120克,食盐、香油各适量。

【制　法】　将核桃仁先以香油炒微黄,放入适量食盐,后入韭菜120克,炒熟即成。

【功　效】　具有甘辛温润,温肾助阳之功效。

【适应证】　适用于肾阳虚弱、阳痿早泄、腰膝酸冷或身体虚弱、尿频、大便秘结等。

二十一、韭菜炒蚕蛹

【原　料】　蚕蛹、韭菜、尖椒、姜、蒜、胡椒粉、食盐、生抽、鸡精各适量。

【制　法】　将蚕蛹洗净,韭菜洗净后切断,尖椒洗净后切圈。起油锅,爆香姜、蒜、辣椒。下蚕蛹煸炒一会儿,加入韭菜炒匀。待韭菜炒熟后,加入食盐、生抽、胡椒粉、鸡精调味即成。

【功　效】　具有温阳补肾,祛风除湿,健脾消积之功效。蛹含有丰富的蛋白质和多种氨基酸,是体弱、病后、老年人及妇女产后的高级营养补品。

【适应证】　适用于肾阳亏虚、阳痿遗精、风湿痹痛、小儿疳积等。

二十二、韭菜炒虾仁

【原　料】　韭菜1把,冷冻虾仁20个,姜、绍酒、食盐、鸡精、植物油各适量。

【制　法】　将韭菜择洗干净,去根部,控干水分,切成5厘米的段。姜切细丝。冷冻虾仁事先用冷水化开,洗净,去掉虾线,控干水分,用绍酒、少量食盐先腌10分钟。热锅入植物油,用手在油上方10厘米处感觉到掌心发热,下入姜丝先煸出香味,再倒入虾仁大火爆炒,其间再点一点绍酒。看到虾仁卷成U形,即可放入韭菜一起大火快炒,其间加少量食盐、鸡精。看韭菜变软,快要出水,立即关火,装盘即成。

【功　效】　具有补肾壮阳,通乳汁,治便秘之功效。

【适应证】　适用于遗精、阳痿、崩漏、大便秘结。韭菜难消化,消化不良或肠胃功能较弱者不宜多吃。

二十三、韭菜炒猪腰

【原　料】　韭菜100克,猪腰1个,鸡蛋1个,湿淀粉、蒜、葱、生姜、食盐、味精、绍酒、米醋、胡椒粉、鲜汤、植物油各适量。

【制　法】　将猪腰剖开,清除腰臊、表皮,洗净,切成剞花刀,再泡于水中浸出血水,捞出放于碗中,加入鸡蛋清、湿淀粉和酱油少许,拌匀。炒锅放油置大火上,烧热后下入猪腰炸,使其卷成刺猬形时捞出。另将食盐、味精、绍酒、米醋、胡椒粉、鲜汤兑成汁。炒锅余油倒出置大火上烧热,下入韭黄,倒入兑好的调味汁,翻炒几下,放入腰花,颠翻几下,出锅盛盘即成。佐餐食用,每周1~2次。

【功　效】　具有补肾强腰,行气壮阳之功效。

【适应证】　适用于肾虚腰痛、性功能减退者。

二十四、韭菜炒羊肝

【原　料】　韭菜100克,羊肝120克,姜末、葱段、食盐、味精、植物油各适量。

【制　法】　将韭菜洗净后切段,羊肝切片。锅烧热后注入植物油,放入羊肝炒熟,再放入韭菜,加入食盐、味精炒熟即成。佐餐食用,每日1次。

【功　效】　具有补肝益肾之功效。

【适应证】　适用于脾肾阳虚型患者服食。

二十五、韭菜炒鲜虾

【原　料】　韭菜250克,鲜虾200克,绍酒适量。

【制　法】　将鲜虾洗净,先用沸绍酒烫一下,与韭菜共炒即成。佐餐食用。

【功　效】　具有益精壮阳,补肾之功效。

【适应证】　适用于肾阳虚型阳痿者。

二十六、韭菜子蒸猪肚

【原　料】　韭菜子12克,猪肚1个,味精、食盐、酱油各适量。

【制　法】　将猪肚划一长口,翻过来清洗干净复原,再将韭菜子用清水洗干净,取一纱布袋将其装好,扎紧袋口再放入猪肚内。将处理好的猪肚放入蒸碗里,加水适量,隔水蒸至熟烂,再取出药袋,将猪肚改刀切成薄片,加入酱油、味精、食盐于原汤汁中调味,最后将汤汁与肚片搅拌均匀即成。佐餐食用。

【功　效】　具有温阳益胃,补肾固精之功效。

【适应证】　适用于虚劳羸弱、泄泻、下痢、消渴、小便频数、小儿疳积。

二十七、韭菜炒三丝

【原　料】　韭菜200克,豆腐片200克,猪肉丝100克,香油、花椒油、酱油、绍酒、食盐、味精、葱花、姜末各适量。

【制　法】　将豆腐片切成丝;韭菜洗净,切成3厘米长的段。将香油下入锅内,加入肉丝煸炒,放入葱花、姜末、酱油、食盐、绍酒,搅拌均匀,再加入豆腐丝、韭菜同炒几下,撒入花椒油、味精调味即成。佐餐食用。

【功　效】　具有健胃提神,温肾壮阳之功效。

【适应证】　适用于神疲乏力,阳痿遗精者食用。韭菜偏热性,多食易上火,因此阴虚火旺者不宜多吃。胃虚有热、消化不良不宜食用。夏韭老化,纤维多而粗糙,不易被人肠胃消化吸收,加之夏季胃肠蠕动,功能降低,多会引起胃肠不适或腹泻,因此夏季热时不宜多食。另外,韭菜虽有强精作用,但过量食用会败肾、流眼屎。不宜多食。凡阴虚内热或眼疾、疮疡肿毒者不宜食用。

二十八、香菇核桃仁

【原　料】　水发香菇25克,鲜核桃仁150克,里脊肉100克,食盐、味精、胡椒粉、甜酱油、姜末、湿淀粉、红油、植物油、香油各适量。

【制　法】　将香菇去蒂,控干水,剖为2片;核桃仁用沸水烫透、撕去皮,入油锅中炸至酥脆,捞出备用,里脊肉洗净后切成薄片,加入食盐、味精、胡椒粉、湿淀粉拌匀;用另一碗将酱油、味精、红油、胡椒粉、湿淀粉、香油兑成汁。炒锅上中火,放植物油适量,烧至五成热,将肉片下入滑炒至八成熟倒入漏勺中,再在锅中放适量油,先将香菇下煸香,再下葱花、姜末炒透,接着将肉片、桃仁倒入,浇上兑好的汁,将锅颠翻几下即成。

【功　效】　具有补气养胃,补肾润肺,定喘润肠之功效。

【适应证】　适用于胃虚气弱,肾虚气喘者。

二十九、杜仲烧猪腰

【原　料】　杜仲15克,猪腰4只,绍酒、食盐、味精、香油、姜丝、胡椒粉、清汤各适量。

【制　法】　将猪腰洗净,一剖二片,剔去腰臊,顺长切直刀纹,再把猪腰横过来切成薄片,锅开投入腰片,滴入绍酒,烫熟后卷成梳子状,捞出摊开在大盆中晾凉后,装入盆中。把姜丝放在腰花上面,另将绍酒、食盐、味精、香油、胡椒粉放入碗内调匀,浇在腰片、姜丝上即成。

【功　效】　具有补肾壮阳之功效。

【适应证】　适用于肾虚腰酸乏力者,以及肾炎、肾盂肾炎患者。

三十、香酥鹌鹑

【原　料】　鹌鹑5只,食盐、酱油、姜末、白糖、绍酒、八角茴香、葱花、味精各适量。

【制　法】　将鹌鹑掐断脊骨,去毛,剖腹,挖去内脏,洗净、沥水。再将食盐、酱油、姜末、糖、绍酒、八角茴香、葱花、味精拌匀,腌渍洗净的鹌鹑1小时左右。然后将腌渍后的鹌鹑上笼蒸半小时至熟,取出晾凉。锅置火上,加入植物油约500毫升,待八成热时,投入鹌鹑炸至表皮发脆即成。

【功　效】　具有补益五脏,清热利湿之功效。

【适应证】　适用于各种虚损,如肾虚阳痿、早泄,肝虚头晕眩、脾虚大便溏泻等症。

三十一、大枣甲鱼

【原　料】　活甲鱼1只,大枣50克,冬虫夏草5克,大葱、生姜、蒜、食盐、绍酒、味精、清汤各适量。

【制　法】　将甲鱼放盆内,冲入开水烫死后,揭开腹甲,取出内脏,剁去头、爪尖,用水洗净,用刀剁成大块,放入清水锅内煮至六成热时,捞出放凉水中浸泡10分钟左右;大枣洗净,去净核;冬虫夏草洗净;葱切成段,姜切成片,蒜瓣去净皮。然后将甲鱼放入盆内,加入大枣、虫草、葱段、姜片、蒜瓣、食盐、绍酒、清汤,加盖,放入蒸笼内蒸2小时左右,取出,拣去葱、姜、蒜,加味精调味即成。

【功　　效】　具有补强扶阳,强身健体,提高人体的抗病抗衰能力。中医学认为,甲鱼功擅益气补虚,强坚腰膝,是补阴的良药。大枣是滋补脾胃的要药,功能养血安神,是古人认为的长寿之品。俗有"一日食三枣,终生不显老"之说。冬虫夏草是一种与人参、鹿茸齐名的珍贵中药之一,以温补肾阳,滋肺补阴见长。研究表明,它具有一定的抑制细菌之功能,并能提高人体的免疫功能。具有补强扶阳,强身健体,提高人体的抗病抗衰能力。

【适应证】　适用于各种虚损,肿瘤康复期。

三十二、枸杞烩海参

【原　　料】　枸杞子20克,水发海参、冬菇各30克,青豆50克,葱白、食盐、植物油、白糖各适量。

【制　　法】　将水发海参切成薄片,枸杞子洗净并去杂质,冬菇洗净后一切两半,葱白切段待用。将炒勺置大火上,加植物油烧六成熟时,改用中火,放入葱白炒香,加入海参、冬菇、青豆翻炒,加水1000毫升,煮40分钟,加入枸杞子、白糖、食盐调味即成。

【功　　效】　具有补肝肾,健身体之功效。海参补肾壮阳,益气滋阴,养血润燥。

【适应证】　适用于脾肾两虚的慢性尿路感染,症见腰酸、头晕耳鸣、小便频数热痛、水肿等。

三十三、黄鳝煲猪肉

【原　　料】　黄鳝250克,猪肉100克,核桃仁30克,葱、姜、绍酒、食盐各适量。

【制　　法】　将黄鳝洗净后切段,猪肉切块,加适量水、核桃仁、葱、姜、绍酒和食盐,上笼蒸熟即成。

【功　　效】　具有补五脏,通血脉之功效。鳝,甘热补虚助力,善去风寒湿痹,通血脉,利筋骨。猪肉性味咸平,补肾养血、滋阴润燥、补中益气。核桃仁滋补肝肾,补气养血,温肺润肠。

【适应证】 适用于脾肾两虚的肾盂肾炎、肾虚、腰痛,以及久病肾炎所致的虚损。

三十四、栗子蒸母鸡

【原　料】 老母鸡1只,新鲜栗子1000克,绍酒、食盐、姜丝各适量。

【制　法】 将栗子切开,去皮;母鸡去毛、爪,剖腹弃肠杂,切成小块;二物共放入瓷盆中,撒上姜丝、食盐,淋上绍酒,上锅隔水蒸3小时即成。

【功　效】 具有益气厚胃,健脾补胃,温中,益气,补精,填髓之功效。

【适应证】 适用于脾肾两亏肾病综合征,表现为尿频、腰膝酸软、体瘦乏力、纳呆食少等症。

三十五、砂锅炖鸭

【原　料】 公鸭1只,莲子150克,枸杞子20克,葱、姜、花椒、绍酒、食盐、味精各适量。

【制　法】 将鸭宰杀,煺净毛,从腋下开一小口,取出内脏,洗净后备用;莲子用温水泡发回软,挑去莲心;枸杞子洗净,葱切成段,姜切块。然后将莲子、枸杞子一起装入鸭腹内,放入砂锅中,加入清水、食盐、绍酒、葱段、姜块、花椒。将砂锅置火上,用大火烧开后,改用小火炖煮至鸭子熟烂时,开盖,拣去葱、姜、花椒,加入味精调好味即成。

【功　效】 鸭是滋阴补虚的佳品,而公鸭尤甚;所以有"烂煮老公鸭,功比参芪高"的俗称。公鸭配莲子、枸杞子炖食,其滋补之功就更加强了,且能益寿延年,提高抗衰老的能力。莲子功擅补益脾肾,养心安神,益气力,强筋骨等。枸杞子则能滋补肝肾,益精明目,是平补的良药。此三品为一肴,久食身体自然强健无恙,耐老轻身。鸭一定要小火炖烂,吃时食肉喝汤,莲子、枸杞子一起进食。此肴功强力缓,随餐常食有益。

【适应证】 适用于年老、体虚者,以及肿瘤患者恢复期。

三十六、山茱萸蒸鸭

【原　料】 山茱萸25克,鸭1只,绍酒、酱油、味精、食盐、姜、葱、胡椒粉各适量。

【制　法】 将山茱萸洗净,沥干水分;鸭宰杀后,去毛桩、内脏及爪,沸水焯洗后用清水洗净;姜切末,葱切花。将鸭放入蒸盆内,用食盐、味精、酱油、绍酒、姜末、葱花、胡椒粉,腌渍1小时。最后将山茱萸放入鸭腹内,置大火大气蒸笼内,蒸55分钟即成。

【功　效】 具有补益肝肾,收敛固涩之功效。

【适应证】 适用于耳鸣眩晕、自汗盗汗、小便频数、遗精、月经过多、腰膝酸软、更年期综合征等。

三十七、黄芪蒸鹌鹑

【原　料】 鹌鹑2只,黄芪10克,生姜2片,葱白2段,胡椒粉、食盐、味精各适量。

【制　法】 将鹌鹑宰杀,去毛,开腹去肠杂,洗净;黄芪切成薄片,分两份塞入鹌鹑腹内,牙签穿合,置碗中;加入姜片、食盐、胡椒粉,上蒸笼蒸约30分钟,离火,调味精即成。弃药,吃肉饮汁。

【功　效】 鹌鹑性味甘平,具有滋补五脏,益中续气之作用;黄芪具有补中益气,利水消肿之功效。

【适应证】 适用于脾肾气虚型肾病综合征,症见水肿、泄泻、小便不利、蛋白尿等。

三十八、首乌炖鲍鱼

【原　料】　何首乌9克,鲍鱼50克,冰糖30克。

【制　法】　将鲍鱼、何首乌洗净,切片;冰糖打碎备用;把何首乌、冰糖、鲍鱼放入炖锅内,加水2 000毫升,大火烧沸,改为小火炖熬2小时即成。

【功　效】　何首乌,苦甘涩,微温,补肝,益肾,祛风;鲍鱼,性味甘咸平,滋阴清热,益精明目。二味制成,具有滋补肝肾,益气养血之功效。

【适应证】　适用于急性肾炎腰膝酸软,面色无华,全身乏力的肝肾亏虚证。

三十九、金樱子杜仲煲猪尾

【原　料】　金樱子25克,杜仲30克,猪尾2条,食盐适量。

【制　法】　将猪尾洗净,用清水煮沸;金樱子、杜仲一同放入煮沸的锅内,再加入适量食盐,改为小火炖至汤熟即成。

【功　效】　具有补肾固涩之功效。

【适应证】　适用于治疗阳事不举、精液清稀、头晕目眩、耳鸣、面色苍白或晦暗、精神萎靡、畏寒肢冷、腰膝酸软等。

四十、杞子炖牛鞭

【原　料】　枸杞子20~40克,牛鞭1具,生姜、绍酒、食盐各适量。

【制　法】　将牛鞭洗净,剖开,去其尿管,切小块,加入绍酒,小火炖烂,再加入生姜、枸杞子、食盐隔水炖熟即成。食肉喝汤。

【功　效】　具有温肾壮阳,益精兴阳之功效。

【适应证】　适用于肾虚阳痿。

第五章 补肾养肾药食调摄

四十一、枸杞炖羊肉

【原　料】　鲜羊肉 250 克,山药 100 克,枸杞子 25 克,龙眼肉 15 克,大枣 10 枚,姜、绍酒、食盐各适量。

【制　法】　将鲜羊肉洗净,切片,略焯水以去膻味,加入枸杞子、山药、龙眼、大枣于锅内,加水及适量姜、绍酒、食盐等调味品,炖熟即成。

【功　效】　具有补益气血之功效。

【适应证】　适用于气血不足所致阳痿。

四十二、山药羊肉汤

【原　料】　山药 10 克,羊肉 200 克,姜片、葱段、葱花、胡椒、绍酒、食盐各适量。

【制　法】　将羊肉洗净,切小块,入沸水锅中余去血水膻味;山药洗净,去皮,切成丁,与羊肉一同放入砂锅内,加水适量,投入姜片、葱段、胡椒、绍酒,用大火煮沸后改用小火炖至羊肉熟烂,加食盐,撒上葱花即成。

【功　效】　具有补肾明目,益智聪耳之功效。

【适应证】　适用于治疗肾阳虚弱所致的不育症。

四十三、淫羊藿蒸羊腰

【原　料】　淫羊藿 20 克,羊腰 400 克,香菜 30 克,姜、葱、食盐、绍酒、酱油、五香粉、白糖各适量。

【制　法】　将淫羊藿洗净,用 200 毫升水煎煮 25 分钟,过滤取药液;羊腰洗净,切成两片,除筋膜和白色臊腺,洗净,切成腰花;香菜洗净,切成段;姜切片,葱切段。将羊腰花放入碗内,加入淫羊藿药液、姜片、葱段、食盐、味精、绍酒、酱油、五香粉和白糖抓匀,腌渍 35 分钟。将羊腰花捞起,放入蒸碗内,放入蒸锅内,用大火蒸

35分钟,停火;取出蒸碗,撒上香菜即成。

【功　效】 具有补肾壮阳、强筋健骨、祛风除湿、止咳平喘之功效。

【适应证】 适用于阳痿、腰膝酸软、四肢麻木、不温、神疲健忘、更年期反应、高血压、更年期综合征等。中医学认为,淫羊藿性烈,伤阳助火,有口干、手足心发热、潮热、盗汗等症状,属中医学阴虚相火易动者,则不宜服用淫羊藿。

四十四、肉桂羊肉汤

【原　料】 肉桂5克,小茴香5克,羊肉500克,绍酒、食盐、味精、酱油、葱段、姜片、白糖各适量。

【制　法】 将羊肉洗净,下沸水锅氽一下,捞出洗净,切块;肉桂、小茴香分别洗净,放纱布袋内扎口。锅内加入适量清水,放入羊肉、药袋、绍酒、食盐、酱油、白糖、葱段、姜片,大火烧沸后,改用小火烧煮,煮至羊肉熟烂,拣去药袋、葱段、姜片,用味精调味即成。

【功　效】 具有温中祛寒的肉桂、小茴香和暖中散寒、温补气血的羊肉组成,功在温补脾胃、祛寒止痛。

【适应证】 适用于治疗脾胃虚寒所致的腹部隐痛、消化不良及寒劳虚羸、肾虚阳痿等症。亦可作为白细胞减少患者的食疗菜肴。

四十五、当归羊肉羹

【原　料】 羊肉500克,当归25克,黄芪25克,党参25克,葱、姜、食盐、绍酒、味精各适量。

【制　法】 将羊肉洗净,切成小块,放开水锅内冒净血污,捞出冲洗干净;当归、黄芪、党参洗净,用洁净纱布包成药包;葱切成段,姜切成片。将羊肉、药包一同放入锅中,加入葱段、姜片、食盐、绍酒及适量清水,置火上,用大火烧开,改用小火煨炖至羊肉熟烂时,开盖,拣去葱段、姜片、药包,加入味精调匀即成。

【功　效】　中医学认为,羊肉具有"暖中、补气、滋营、御寒、生肌健力"等食疗滋养功能,功擅温补,为虚寒者进补之理想食品。党参补中益气,功用与人参相同,性较缓;黄芪补气固表,能提高人体的免疫和抗病能力;当归则以补血活血见长,为补血之良药。羊肉生肌健力,为补形体之品,而党参、黄芪补中益气,当归补血活血。人体肌健力强,气血充足,自然少病而健康,其寿命必然延长。

【适应证】　适用于气血虚亏,肢体腰膝畏寒者。羊肉入锅要炖煮烂熟,吃肉喝汤;此品宜冬季进食,虚火旺盛者不宜多食。

四十六、仙茅煮猪腰

【原　料】　仙茅6克,猪腰1只,绍酒、姜、葱、食盐、上汤各适量。

【制　法】　将仙茅洗净,装在纱布袋内;猪腰洗净,一切两半,去白色臊腺,切成4厘米见方的块;姜切片;葱切段。把上汤放入炖锅内,放入猪腰、姜片、葱段、绍酒、食盐和仙茅纱布袋;炖锅置大火上烧沸,再用小火炖煮35分钟即成。每日1次,食用1~2个月。

【功　效】　具有补气血,益肾阳之功效。

【适应证】　适用于高血压、阳痿、腰痛等病症。阴虚火旺者忌食。

四十七、巴戟天狗肉汤

【原　料】　巴戟天9克,肉苁蓉20克,狗肉150克,绍酒、食盐、小茴香、葱花、姜丝、植物油各适量。

【制　法】　将巴戟天、肉苁蓉洗净,切段,放入砂锅内,加适量水,煎煮1小时,滤出煎液待用;狗肉洗净切丝。将油锅烧热,加入葱花、姜丝煸香,放入狗肉煸炒,待狗肉七成熟时倒入药液,加入绍酒、食盐煸炒,最后放入小茴香,加水适量,煮至狗肉熟,出锅即成。

【功　效】　具有温肾壮阳之功效。

【适应证】　适用于遗精、早泄、腰膝酸软、头晕目眩、夜间尿等症。本药膳补肾助阳,性质柔润,不若淫羊藿之燥散,适用于阳虚有寒湿之证,阴虚火旺或有湿热者均不宜食用。

四十八、海狗肾汤

【原　料】　海狗肾15克,羊肉500克,葱花、姜丝、胡椒粉、绍酒、食盐、植物油各适量。

【制　法】　将海狗肾用温水泡发,去杂,洗净,切片;羊肉去杂,洗净,入沸水锅氽一下,捞出洗净,切丝。油锅八成热时,下入羊肉煸炒,加入适量食盐、葱花、姜丝,再放入海狗肾,烹入绍酒煸炒几下,最后加入适量水煮沸,改为小火煮至羊肉熟入味,撒下胡椒粉,出锅即成。

【功　效】　具有温肾壮阳之功效。

【适应证】　适用于肾虚腰痛、双膝酸冷、阳痿、遗精、乏力等症。

四十九、鹿茸炖乌骨鸡

【原　料】　乌骨鸡250克,鹿茸10克,龙眼肉10克,枸杞子10克,生姜3片,大枣3枚,食盐适量。

【制　法】　将乌骨鸡活宰,去毛、内脏,取鲜嫩鸡肉,洗净,切块;龙眼肉、枸杞子、生姜、大枣(去核)洗净。然后把全部用料放入炖盅内,加开水适量,炖盅加盖,隔水小火炖3小时,加入食盐调味即成。

【功　效】　具有温肾壮阳,养血益精之功效。

【适应证】　适用于肾阳亏虚和精血不足的阳痿、不育、精神不振及小便清长。

五十、红烧羊肉

【原　　料】 肥瘦羊肉 750 克,胡萝卜 300 克,香菜 75 克,豆瓣酱适量。

【制　　法】 将羊肉切成小块,漂净血水;胡萝卜切成菱形小块。锅置中火加热,下油烧至六成热,放入豆瓣酱,炒出香味,即加入羊肉汤出味,捞出豆瓣渣,加入羊肉,绍酒和香料袋(内置山奈、八角茴香、生姜、葱结、花椒、草豆蔻)。移至小火上烧至五成熟时,放入萝卜,烧至羊肉、萝卜酥烂,捞出香料袋。装盘时先将萝卜盛入汤盘内,再将羊肉舀在萝卜上,加上香菜即成。

【功　　效】 羊肉为药食兼优的肉食品,具有益补虚,温中暖下之功效。

【适应证】 适用于虚劳瘦弱、产后血虚、肾阳不足、畏寒怕冷、阳痿、滑泄等。

第二节　补肾养肾粥

李时珍《本草纲目》曰:"粥字,象米在釜(中代炊具)中相属之形。"《释名》曰:"煮米为糜,使糜烂也。粥浊于糜,育育然也。浓曰饘,薄曰酏。"药粥是以谷类为主,配合水果、蔬菜、鱼肉蛋类、药物等制成的稀饭。药粥的选择是遵循中医辨证论治的原则和中药四气五味的理论,自古有药食同源,既要了解食物的偏性,也要知道药物的性味,做到"辨证施粥",才能起到治病防病的作用。本节补肾养肾粥介绍,适合自身体质来熬制药粥,达到"药祛之,食以随之"和"谷肉果菜,食养尽之"的目的。

一、百合粥

【原　　料】 鲜百合 60 克,粳米 50 克。

【制　　法】　将粳米洗净,如常法煮粥。待粥将熟时,放入掰瓣洗净的鲜百合,煮至百合欲烂时即成。

【功　　效】　具有滋阴润肺止咳,清心安神之功效。

【适应证】　适用于肺热咳嗽,低热不退,神经衰弱,失眠等症。

二、生地黄粥

【原　　料】　鲜生地黄250克,粳米75克。

【制　　法】　将鲜生地黄切细后,用清水在火上熬煮约30分钟后,滗出汁,再复熬一次,取之药汁约200毫升。将米淘洗后,放锅内熬成白粥,熟时掺入生地黄汁搅匀,食用时,可加少许白糖搅匀即成。

【功　　效】　具有滋肾阴,凉血生津之功效。

【适应证】　适用于阴虚潮热、盗汗、久咳、咯血、食少、消瘦、心烦、口渴,以及睡起目赤、良久难消等。

三、金樱子粥

【原　　料】　金樱子30克,粳米50克。

【制　　法】　将金樱子放入砂锅内煮45分钟,去渣取汁,接着将粳米放入药汁内小火煮至粥即成。

【功　　效】　具有益肾固精之功效。

【适应证】　适用于因肾虚精关不固引起的遗精滑泄,或下气不足之脱肛及妇女子宫脱坠等症。

四、莲子芡实粥

【原　　料】　净莲子50克,芡实(鸡头米)50克,糯米100克。

【制　　法】　将莲子、芡实洗净;糯米淘洗干净。取锅放入清水、莲子、芡实、糯米,用大火煮沸后,改用小火熬煮至粥即成。

【功　　效】　具有健脾益气,涩肠止泻之功效。

【适应证】 适用于脾虚肠滑泄泻、肾虚遗精者。

五、黑芝麻粥

【原　　料】 黑芝麻500克,粳米50克。

【制　　法】 将黑芝麻淘洗干净,晒干后小火炒熟,研细,凉过装瓶备用。将粳米洗净如常法煮粥,将熟时加入黑芝麻粉15克,调匀即成。

【功　　效】 具有益肝肾,润肠胃,添精髓,补血虚之功效。

【适应证】 适用于肝肾不足,头晕目眩,关节疼痛,大便干燥等症。芝麻分黑白两种,黑芝麻入肾强筋骨,白芝麻补气而利大肠,两者皆有补益之功效。

六、核桃仁粥

【原　　料】 核桃仁30克,粳米30克。

【制　　法】 将核桃仁捣碎,与粳米如常法煮粥即成。

【功　　效】 具有补肾,益肺,强筋,健骨,润肠之功效。

【适应证】 适用于肾亏腰疼,肺虚气喘,大便燥结,小便淋漓,皮肤干燥等症。胡桃仁还具有溶石作用,《随息居饮食谱》中说:"石淋痛楚,胡桃肉一斤,同细米煮浆粥,日日食之。"对大便稀薄者、阴虚火旺者慎食。

七、枸杞子粥

【原　　料】 枸杞子30克,粳米100克。

【制　　法】 将粳米洗净,熬成粥,起锅前将洗净的枸杞子放入锅内,再煮几分钟即成。

【功　　效】 枸杞子为茄科植物宁夏枸杞的成熟果实,其味甘、性平,归肝、肾二经。《药性本草》言其"补精气诸不足,益颜色变白,明目安神,令人长寿。"《本草纲目》言其"滋肾,润肺,明目",枸杞子为平补之品,既补阳,又补阴,能益肾养精,平肝明目,凡肝肾不足之人,常食之效好。

【适应证】 适用于肝肾不足引起的腰膝酸软、阳痿、早泄、遗精、目视物昏花、头晕、阴血不足者。但枸杞子粥质润,凡脾胃虚弱,经常泄泻的老年人忌食。

八、首乌粥

【原　料】 何首乌30克,粳米100克,大枣(去核)5枚,冰糖适量。

【制　法】 将何首乌放入锅内,水煮30分钟后,去渣,留浓汁。再将粳米、大枣、冰糖放入锅内,用大火煮开后,改用小火熬成粥即成。

【功　效】 何首乌又称地精,为蓼科植物何首乌的块根。何首乌性味甘、涩、温,入肝、肾二经,具有补益肝肾之阴,养血敛精,强壮筋骨,润肌肤,黑须发,延年益寿的功效,是一种良好的滋补强壮药,因其制法不同而分为3种:经过煮熟的何首乌叫制何首乌;经过晒干的叫生何首乌;未经制过的新鲜的叫鲜何首乌。本粥所用的为制何首乌。

【适应证】 适用于肝肾不足引起的头晕耳鸣、失眠健忘、头发早白、遗精、带下等。还可防治贫血、动脉硬化、高血脂、神经衰弱、便秘等。本品不可与萝卜、葱、蒜、猪肉、羊肉及含铁丰富的食物同食。泄泻及腹胀满、湿痰重者忌食。

九、桑椹粥

【原　料】 鲜桑椹60克,粳米60克,冰糖适量。

【制　法】 将鲜桑椹浸泡片刻,洗净,再与洗净的粳米入砂锅内,如常法煮粥,待粥熟时加入适量冰糖调味即成。

【功　效】 具有补益肝肾,养血明目,生津润肠之功效。

【适应证】 适用于阴虚血亏引起的眩晕目暗、耳鸣失眠、津伤消渴、肠燥便秘。

十、人参黄芪粥

【原　料】 人参5克,黄芪20克,粳米80克,白术10克,白糖5克。

【制　法】 将人参、黄芪、粳米、白术去净灰渣,加工成片,用清水浸泡30分钟后,放砂锅中加水煎开,再用小火慢煎成浓汁,取出药汁后,再加水煎开后取汁。早晚分别煮粳米粥,加白糖趁热食用。5天为1个疗程。

【功　效】 具有补正气,疗虚损,抗衰老之功效。

【适应证】 适用于五脏虚衰、久病体弱、食欲不振、未老先衰者。

十一、海参粥

【原　料】 海参适量,粳米(或糯米)100克。

【制　法】 将海参浸透,剖洗干净,切片煮后,同洗净的粳米(或糯米)煮成稀粥即成。每日早晨空腹食用。

【功　效】 海参为刺参科动物刺参或其他种海参的全体,性咸、温。具有补肾益精,养血润燥之功效。

【适应证】 适用于精血亏损,虚弱劳怯,阳痿,梦遗,小便频数,肠燥便艰等证。

十二、桑螵蛸高粱粥

【原　料】 高粱米100克,桑螵蛸20克。

【制　法】 将桑螵蛸用清水煎熬3次,收滤液500毫升。把洗净的高粱米放入锅内,掺入桑螵蛸药汁,置火上煮成粥,至高粱米烂时即成。

【功　效】　高粱又称稷米,为禾本科植物高粱的种仁。其性平、微寒,味甘。《饮膳正要》记载,"高粱粥可补益脾胃";《本草纲目》载其能"利小便,止烦渴,善脾胃"。配性味甘、咸、平,入肝、肾经补肾助阳,固精缩尿的桑螵蛸,具有补脾益肾,收敛固涩之功效。

【适应证】　适用于肾虚阳痿、尿频、遗精,小儿体虚遗尿、多尿、面色无华等症。

十三、栗子粥

【原　料】　栗子5个,粳米50克。

【制　法】　将栗子去壳,洗净;粳米淘净,与栗子放入锅中,加清水适量,待煮至粥熟时加入白糖适量调味,再煮一二沸即成;或将栗子研细,煮成粥糊状,加入白糖调味即成。每日1剂。

【功　效】　具有养胃健脾,补肾强腰之功效。栗子,又称板栗、大栗、栗果。俗话说:"果中栗,最有益。"《本草纲目》言其"益气,厚肠胃,补肾气,令人耐饥。"《名医别录》把栗子列为上品之药,有"益气,厚肠胃,补肾气"的作用。现代医学发现,栗子有预防高血压、动脉硬化的作用,老年人常用栗子煮粥服食,正如《本草纲目》所言:"栗子粥,补肾气,益腰脚。"治肾病患者,如《千金食治》中说"肾之果也,肾病煮宜食之"。

【适应证】　适用于脾胃虚弱所致的反胃不食,泄泻,小儿筋骨不健,肾虚腰膝酸软等。但一次不宜吃得过多,多则"反致伤脾",有"气滞难消"的弊端,故应少吃长食,可起到防老抗衰,益寿延年的作用。

十四、海参鸭肉粥

【原　料】　水发海参100克,鸭脯肉100克,粳米100克,食盐、葱末、熟油各适量。

【制　法】　将水发海参冲洗干净,切成细丁;鸭脯肉放入沸水锅内稍氽捞出,切成丁块;粳米淘洗干净。取锅内放入清水煮沸,加入粳米、海参、鸭肉,煮至熟烂粥成,再加入食盐、葱花、熟油调味即成。

【功　效】　具有滋阴养胃,利水消肿,补肾益精,养血润燥,润肤养颜之功效。

【应用】　适用于阴虚所致的虚劳,骨蒸潮热,自汗盗汗,咳嗽咯血,咽干口渴者;腰酸水肿,肾虚不固,精血虚少,阳痿遗精,尿频,以及血虚乏力,面色萎黄,肠燥便秘等。

十五、鸡头米粥

【原　料】　山药50克,粳米100克,鸡头米50克,韭菜子末10克。

【制　法】　将山药煮熟去皮,鸡头米煮熟去壳,与粳米、韭菜子末一同煮成粥即成。

【功　效】　山药为"理虚之要药",鸡头米在《神农本草经》中载有"主湿痹,腰脊酸痛。补中除暴疾,益精气,强志令耳目聪明",被列为上品。

【适应证】　适用于肾虚,偏阳虚,症见遗精频繁,腰痛肢冷,精神萎靡等证。

十六、胡桃仁粥

【原　料】　胡桃仁30克,粳米100克,白糖(或冰糖)适量。

【制　法】　将胡桃破壳取仁备用。先取粳米淘净与胡桃仁同放入锅中,加清水适量煮粥,待熟时调入白糖(或冰糖),再煮一二沸即成。每日1剂。

【功　效】　胡桃有"长寿果"之称。《本草纲目》言其:"温肺调肠,治虚寒咳嗽,腰脚虚痛。"《医林纂要》有"补肾,润命门固精,润大肠,通热秘,治寒泻虚泻"。近代名医张锡纯说:"胡桃为滋补肝肾,强筋健骨之要药。"

【适应证】 适用于肝肾亏虚所致的须发早白,头目眩晕,耳聋耳鸣,腰膝酸软,遗精,早泄,咳嗽之喘,心悸失眠,大便秘结及尿石症等。阴虚火旺,痰热咳嗽,大便溏薄者不宜食用。

十七、复元粥

【原　料】 山药50克,肉苁蓉20克,菟丝子10克,核桃仁2个,羊瘦肉500克,羊脊骨1具,粳米100克,葱白3根,生姜、花椒、大茴香、绍酒、胡椒粉、食盐、味精各适量。

【制　法】 将羊脊骨剁成数段,用清水洗净;羊肉洗净,入沸水锅中氽去血水,切成5厘米长的条块;把山药、肉苁蓉、菟丝子、核桃仁分别洗净,一同装入纱布袋内系好;生姜、葱白拍碎,粳米淘净,连同羊脊骨、羊肉块、药袋、生姜、葱白一起放入砂锅内,注入适量清水,大火煮沸,撇去浮沫,再放入花椒、大茴香、绍酒,用小火炖至米烂粥稠为止。食用前可用胡椒粉、食盐、味精调味即成。

【功　效】 山药性平,味甘,归脾、肺、肾经,可益气养阴,补脾肺肾、固精止带,菟丝子为补肾缩尿、止遗精之常用药,其性柔润,平补肝肾而不燥;羊瘦肉含有丰富的蛋白质,具有补肾壮阳,暖中祛寒,温补气血,开胃健脾之功效。

【适应证】 适用于肝肾不足的腰膝酸痛、阳痿、遗精。

十八、韭菜粥

【原　料】 新鲜韭菜、粳米各适量。

【制　法】 将韭菜洗净,切成细段,备用;粳米淘洗干净,放在锅内,加入清水,用大火煮沸,改用小火煎熬10~20分钟,加入韭菜,以米熟烂为度即成。供早晚餐或点心食用,现煮现吃。

【功　效】 具有温补脾肾之功效。

【适应证】 适用于肾阳虚弱,腰膝酸冷,小便频数,男子阳痿早泄、遗精白浊,女子白带增多,痛经漏下,小儿遗尿和脾胃虚寒,腹中冷痛,噎膈反胃,虚寒泻痢或便秘。

十九、雀儿药粥

【原　料】　麻雀 5 只,菟丝子 30～45 克,覆盆子 10～15 克,枸杞子 20～30 克,粳米 100 克,食盐、葱、姜各适量。

【制　法】　将菟丝子、覆盆子、枸杞子一同放入砂锅内煎取药汁,去掉药渣,再将麻雀去毛及肠杂,洗净用酒炒,然后与粳米、药汁加适量水一并煮粥,煮熟时,加入食盐、葱白、生姜,煮成稀粥即成。当晚餐食用,每日 1 次。

【功　效】　具有养肝补血,益肾壮阳之功效。雀肉性味甘温,含蛋白质、无机盐、脂肪及维生素,有壮阳益气、暖腰膝、缩小便、益精髓等之功效。菟丝子、枸杞子均能补肝肾之虚,疗肾之证。覆盆子补肝肾,缩小便,助阳,固精,明目。

【适应证】　适用于阳虚所致的羸瘦、阳痿、小便频数、崩漏、带下等症。

二十、芡实金樱粥

【原　料】　粳米 200 克,芡实 20 克,金樱子 15 克,白糖 20 克。

【制　法】　将芡实、金樱子(去内核)洗净,放入砂锅,掺水煎成药汁,澄清去沉淀。粳米淘洗干净,与药汁同入锅内,置小火上煮成粥,加入白糖调味即成。

【功　效】　具有补肾固精,健脾止泻之功效。

【适应证】　适用于肾虚所致遗精、夜尿频,如女子白带多,脾虚所致泄泻,性功能低下等症。感冒及发热期间不宜;痰饮壅盛,大便不利,脘腹中满者忌用。

二十一、菟丝子粥

【原　料】 菟丝子 30 克,粳米 60 克、白糖适量。
【制　法】 将菟丝子洗净后捣碎,加水煎煮取汁,去渣,入洗净的粳米煮粥,粥将熟时加入白糖,稍煮即成。每日 2 次空腹食用。
【功　效】 具有补肾固精,养肝明之功效。
【适应证】 适用于肾虚腰膝酸软,阳痿、遗精、早泄、妇女带下等。每日 2 次空腹食用。

二十二、山药羊肉粥

【原　料】 鲜山药 200 克,羊肉、粳米各 150 克。
【制　法】 将山药去皮,切成小块;羊肉去筋膜,切块备用;粳米洗净下锅,加水煮之,待米开花时,先下羊肉,煮沸十几分钟后,再下山药,煮至汤稠肉香即成(或加调料食之亦可)。
【功　效】 具有益气温阳,滋阴养血,健脾补肾,固元抗衰之功效。
【适应证】 适用于脾肾两虚的食疗补方,尤其适宜于小儿、老年体虚气弱者。

二十三、黑豆龙眼枣粥

【原　料】 黑豆 30 克,龙眼肉、大枣各 15 克,粳米 50 克,白糖、桂花糖各适量。
【制　法】 将黑豆用水泡胀,大枣去核,粳米洗净。黑豆放锅中加水适量,用大火煮沸,改用小火慢熬,至黑豆八成熟时,再加入龙眼肉,稍煮片刻,停火后焖 5 分钟,粥好后加入白糖、桂花糖调匀即成。每日 1 剂。
【功　效】 黑豆入肾,能治水,消胀、下气、制风热而活血解毒。具有益气补肾,健脾养血,利尿之功效。

【适应证】 适用于急性肾炎恢复期,慢性肾炎脾虚水湿,肾性贫血等证。

二十四、肉苁蓉粥

【原　料】 肉苁蓉30克,粳米50克,白蜜1勺。

【制　法】 将肉苁蓉入砂锅,煮烂煎汁,去渣后,加入粳米,粥熟后调入白蜜1勺即成。每日1剂。

【功　效】 肉苁蓉,滋肾补精血之要药。具有补肝肾,益精气,壮阳气,抗衰老,润肠通便之功效。

【适应证】 适用于肾阳虚衰之证。常见腰膝冷痛,筋骨无力,肾虚阳痿,性功能衰退等。久食有补肝肾,益精壮阳,抗衰老的作用。

二十五、鹌鹑粥

【原　料】 鹌鹑2只,粳米100克,葱花、姜末、绍酒、味精、食盐各适量。

【制　法】 将鹌鹑宰杀后,去毛、爪及内脏,洗净,放入碗中,加入绍酒、葱花、姜末和食盐,上蒸笼至熟烂如酥,取出,剔去骨架,备用。粳米淘净,放入砂锅内,加适量水,大火煮沸,改用小火煨煮成稠粥,粥将成时,放入鹌鹑肉、味精,拌匀即成。早晚分食。

【功　效】 鹌鹑性味甘、平,温,具有益气补中,调肺利水,俗称"动物人参"。

【适应证】 适用于慢性肾炎、肾病综合征。

二十六、山茱萸粥

【原　料】 山茱萸15～20克,粳米100克,白糖适量。

【制　法】 将山茱萸洗净,去核,与粳米同入砂锅内煮粥,待粥将熟时,加入白糖稍煮即成。每日1剂。

【功　效】　具有补益肝肾,收敛固涩之功效。山茱萸别名枣皮,酸,微温,入肝、肾二经。

【适应证】　适用于肾病肝肾不足,头晕目眩,腰酸耳鸣,遗精,遗尿,小便频数,虚汗不止等证。对发热期间,或小便淋涩者,不宜食用。

二十七、苁蓉羊肉粥

【原　料】　肉苁蓉10～15克,精羊肉100克,粳米100克,细盐少许,葱白2茎,生姜3片。每日1剂。

【制　法】　将肉苁蓉、精羊肉分别洗净后切细,先用砂锅煎肉苁蓉取汁,去渣,入羊肉、粳米同煮,待煮沸后,再加入细盐、生姜、葱白煮为稀粥即成。

【功　效】　具有补肾助阳,健脾养胃,润肠通便之功效。

【适应证】　适用于肾阳虚衰所致的肾病,腰膝冷痛,小便频数,夜间多尿,遗尿,阳痿,遗精,早泄,以及素体羸弱,劳倦内伤,恶寒怕冷,四肢欠温,脾胃虚寒,脘腹隐痛,老人阳虚便秘。苁蓉羊肉粥具有性温热药,冬季服食,凡大便溏薄,性功能亢进者不宜食用。

二十八、枸杞羊肾粥

【原　料】　枸杞叶250克,羊肾1个,羊肉100克,粳米100～150克,葱白、食盐各适量。

【制　法】　将羊肾洗净,去臊腺脂膜,切成细丁,再把羊肉洗净切碎,用枸杞叶煎水去渣,同羊肾、葱白、粳米一起煮粥。待粥煮成后,加入食盐少许,稍煮即成。

【功　效】　具有益肾阴,补肾气,壮元阳之功效。

【适应证】　适用于肾虚劳损,阳气衰败,腰脊酸痛,腿脚痿弱,头晕耳鸣,听力减退或耳聋,阳痿,尿频或遗尿。枸杞羊肾粥为冬季食用之品,对阳盛发热,或性功能亢进者不宜食用。

二十九、狗肉粥

【原　料】　净狗肉 250 克,粳米 150 克,葱段、姜片、食盐、味精、绍酒、胡椒粉、香油适量。

【制　法】　将狗肉切成大块,粳米淘洗干净。取锅放入清水、狗肉,加入葱段、姜片、绍酒,熬煮至狗肉热烂,捞出狗肉,拣去葱段、姜片,加入粳米,再煮成粥。把狗肉撕碎,放入粥内,加食盐、味精调味,撒上葱花、胡椒粉,淋入香油即成。

【功　效】　具有温补脾胃,补肾助阳之功效。

【适应证】　适用于脾胃虚寒,腹满少食,脘腹冷痛,四肢不温者,肾阳虚衰,腰膝酸软,遗尿,尿频,夜尿多,阳痿早泄;肾虚耳聋者尤为适宜。对心肝胃火热盛者,或阴虚阳亢者忌食。

三十、鹿角粥

【原　料】　鹿角粉 10 克,粳米 100 克,食盐适量。

【制　法】　将粳米洗净煮粥,米汤熟后调入鹿角粉,另加食盐少许,同煮为粥即成。

【功　效】　具有补肾阳,益精血,强筋骨之功效。

【适应证】　适用于命门火衰的阳痿患者。

三十一、鹿角胶粥

【原　料】　鹿角胶 15～20 克,粳米 100 克,生姜 3 片。

【制　法】　将粳米淘净煮粥,临熟时加入鹿角胶、生姜煮成粥即成。

【功　效】　具有补肝肾,益精血,止血之功效。

【适应证】　适用于肾阳不足,精血亏虚,虚劳羸瘦,吐、衄、崩、漏、尿血之偏于虚寒者,阴虚火旺者不宜食用。

第三节　补肾养肾膏滋方

膏滋,它是由药材和食物加水煎煮、去渣、浓缩后加入白糖或炼蜜制成的半流体状的稠膏。具有滋补、润燥的功效,适宜老年人、久病体虚者长期调制服用。服用时,每次一汤匙直接食用或用热水冲化饮用。蜜膏应装在深色大口瓶内,盖紧瓶口,放在阴凉处避光保存。本节补肾养肾的桑椹蜜膏、两仪膏、龟鹿二仙膏等。

一、桑椹蜜膏

【原　　料】　鲜桑椹1000克(干品500克),蜂蜜300克。

【制　　法】　将桑椹加水适量煎煮,30分钟取煎液1次,加水再煎,共取煎液2次,合并煎液,再以小火煎熬浓缩,至较黏稠时,加入蜂蜜,至沸停火,待冷装瓶备用。每次1汤匙,以沸水冲化饮用,每日2次。

【功　　效】　具有补肝益肾,滋液息风之功效。

【适应证】　适用于神经衰弱失眠、健忘、目暗、耳鸣、烦渴、便秘,以及须发早白等症。脾胃虚寒作泻者勿用。

二、两仪膏

【原　　料】　人参120～250克,熟地黄500克,白蜜120～250克。

【制　　法】　将上二味,用好甜水或长流水3.7升浸一宿,以桑柴小火煎取浓汁。若味有未尽,再用水0.5～1升煎渣取汁,并熬稍浓,乃入瓷罐,重汤熬成膏,入白蜜120～250克收膏。以白汤点服。每次15克,每日2次。劳损咳嗽多痰,加贝母120克。

【功　　效】　具有滋阴生津,补气养血之功效。

【适应证】　适用于治积劳虚损,阴虚精不化气,以致气血两虚,身体消瘦,精神倦怠,惊悸失眠,健忘,耳鸣目眩,面色萎黄,肢软乏力,以及病后体虚者。

三、龟鹿二仙膏

【原　　料】　鹿角胶 250 克,龟甲胶 125 克,枸杞子 300 克,人参 200 克(另为细末),龙眼肉 300 克。

【制　　法】　将枸杞子煎膏,炼白蜜收,先将二胶酒浸,烊枸杞子、龙眼膏中,候化尽,入人参末,瓷罐收贮。每次 15～20 克,清晨醇酒调服。

【功　　效】　具有大补精髓,益气养神之功。

【适应证】　适用于督任俱虚,精血不足,虚损遗泄,瘦弱少气,目视不明。

第四节　补肾养生药酒

药酒是中医学与酿酒业发展的成功结合,是我国医药发展史上的重要创举。是中医学方剂学的重要组成部分,也是中医学养生健体和防病治病的独特医疗方法。

药酒在中医上被称为是"酒剂"。药酒是一种浸出剂,是将中药浸泡于酒而制成的保健佳品,可以起到祛病保健、强身健体的作用。药酒配制方便、药效稳定、安全有效。由于酒精是一种良好的有机溶剂,因此可以使得中药的各种有效成分很容易溶解在其中。酒,性热、味辛、甘,有小毒,入心、肝、肾三经,具有活血行气、畅通血脉、祛风散寒、健脾养胃、通络止痛、杀虫避瘴、消冷积、厚肠胃、促消化及引药上行、助运药力等多种功效,与药物共同制成药酒,之所以能保健祛病,是因为酒是中药的良好有机溶剂,中药浸入酒中所含的有效药物成分能充分溶解在酒液中,这样中药的有效成分借助药酒温通血脉、改善循环之功效作用于人体气血、经络、脏腑,从而更快更有效地发挥药效作用。

大部分药酒具有补益气血、补益脾胃、滋补肝肾、温肾壮阳、养心安神、补虚扶正、健脑益智、延年益寿、平补阴阳等功效。人们可以通过选择道地药材与优质酒来配方适应自身体质的药酒,经常适量饮用起到养生保健及预防治疗疾病的功效。

一、杜仲酒

【原　　料】　杜仲50克,白酒500毫升。

【制　　法】　将杜仲洗净,切块,装入容器内,再加入白酒,然后封紧口,每日振摇1次,浸泡10日后即成。适量常饮,可强壮身体。

【功　　效】　具有补肝肾、强腰膝之功效。

【适应证】　适用于肾虚所致的腰膝酸痛。

二、熟地枸杞酒

【原　　料】　熟地黄55克,山药45克,枸杞子50克,茯苓40克,山茱萸25克,炙甘草30克,绍酒1000毫升。

【制　　法】　将200毫升水和绍酒一起小火煎煮诸药30分钟,待药渣沉淀后,用纱布过滤。过滤后的药酒即可饮用。滤得的药渣用纱布另包,仍可浸在药酒中即成。每日1次,每次20~30毫升,晚饭后饮用。

【功　　效】　具有滋阴补肾之功效。

【适应证】　适肾阴不足、腰酸遗精、口燥咽干、盗汗、头晕耳鸣。腹胀、便溏者慎用。

三、杞地人参酒

【原　　料】　枸杞子80克,熟地黄80克,红参15克,茯苓20克,何首乌50克,白酒1000毫升。

【制　　法】　将诸药浸于酒中,封口,半个月后即成。每次15～20毫升,早晚各饮1次。

【功　　效】　具有养肝肾,益精血,补五脏,益寿延年之功效。

【适应证】　适用于用于肾虚阳痿、目花、早衰者。

四、华佗黄精酒

【原　　料】　黄精、苍术各300克,枸杞根、侧柏叶各400克,天冬200克,糯米15千克,酒曲适量。

【制　　法】　将前五味加水煮汁5 000毫升备用。糯米以清水30升浸泡12小时,捞出上笼蒸成熟米饭,然后与米泔水相混。待温度降至30℃左右时,拌入酒曲调匀,置瓷瓮中密封瓮口。21日酒熟,启封,加入上述药液后密封存放。3日后再启封,压去酒糟。滤取药液,装瓶即成。每次30毫升,每日2次,温饮。

【功　　效】　具有益精髓,补诸虚,强筋骨之功效。

【适应证】　适用于肝肾亏虚、头晕、健忘、肢体麻木、发白。亦用于髓海不足所致脑萎缩、形体衰老。脾虚有湿、便溏者慎用。

五、延寿瓮头春

【原　　料】　淫羊藿(米泔水浸后用羊脂500克拌炒至黑色)750克,当归、五加皮、地骨皮各120克,红花(捣烂后晒干)500克,天冬(去心)、补骨脂、肉苁蓉(麸炒)、牛膝(去苗)、杜仲(麸炒)、花椒(去椒目)、粉甘草、缩砂仁、白豆蔻各30克,木香、丁香、附子(水煮)各15克,糯米11.5千克,酒曲2 000克,绍酒20升。

【制　　法】　将上述药去除杂质,除砂仁、木香、丁香、白豆蔻外,其余药物加水煎煮,去滓取液。将糯米在此药液中浸12小时,捞出蒸熟,待温度降至30℃左右时,掺入酒曲和药液,调和均匀,放入瓷瓮内,密封瓮口,用酿造法酿酒,21日后酒熟,压去糟粕,滤取酒液再将此药与绍酒兑在一起,盛于瓷坛内,加入砂仁、木香、丁香、白豆蔻浸泡,密封坛口。再将此酒坛置水中用慢火煮沸4~6小时,取出并埋入地下,3~5日后起出,滤取药液,装瓶密封即成。每次30毫升,每日3次,饭前温饮。

【功　效】　具有补肾壮阳,强筋壮骨,温中健胃,行气活血之功效。

【适应证】　适用于早泄、阳痿、风寒湿痹、胃寒、胃痛等。阴虚火旺、咽干、头昏、疮疡肿痛者忌用。

六、延龄酒

【原　料】　枸杞子120克,龙眼肉60克,当归30克,炒白术15克,大黑豆175克,白酒3 500毫升。

【制　法】　将大黑豆捣碎,与其余4味药一起装入纱布袋盛,扎紧口,再将白酒倒入干净瓷坛内,放入药袋,加盖密封,浸泡21日后过滤出药液,装瓶即成。每次20毫升,早晚各1次。

【功　效】　具有益阴养血,延龄之功效。

【适应证】　适用于体质虚弱。腹泻者不宜服用,孕妇禁用。

七、神仙延寿酒

【原　料】　生地黄、熟地黄、天冬、麦冬、当归、牛膝、杜仲、小茴香、巴戟天、川芎、白芍、枸杞子、肉苁蓉、黄柏、云茯苓、知母各15克,补骨脂、砂仁、白术、远志、人参各10克,石菖蒲、柏子仁各8克,木香6克,白酒4 300毫升。

【制　法】　将上述药全部加工研碎,用细纱布袋盛,扎紧口放入净坛里,倒入白酒置小火上煮,约2小时后取下待温、加盖并泥固。再将药酒坛埋入较潮湿的净土中,经5昼夜后取出,置阴凉干燥处。再经7日后即可开封,去掉药袋,过滤即成。每次20毫升,早晚各1次。

【功　效】　具有补气血,养肝肾,调脾胃,壮精神,泽肌肤,明耳目,健身益寿之功效。

【适应证】 适用于未老先衰等。孕妇禁用。

八、熙春酒

【原　料】 枸杞子、龙眼肉、女贞子、生地黄、淫羊藿、绿豆各100克,柿饼500克,白酒5 000毫升。

【制　法】 将上述药加工研碎,装入布袋中,用线扎紧口,再将酒倒入瓷坛内,放入药袋,严封,置阴凉干燥处,隔日摇动数次,经21天后开封,去掉药袋,装瓶即成。每次20毫升,每日3次。

【功　效】 具有养心补肾,壮腰膝,养容颜之功效。

【适应证】 适用于未老体衰者。糖尿病者忌饮。

九、养生酒

【原　料】 当归身、菊花各30克,龙眼肉240克,枸杞子120克,白酒浆3 500毫升,滴烧酒1 500毫升。

【制　法】 将上述药盛入纱布袋内,悬于坛内,加入酒封固,窖藏1个月以上即成。每次20毫升,每日2次。

【功　效】 具有补益强身,养生防病之功效。

【适应证】 适用于体虚,以养生防病,延缓衰老。

十、山茱萸酒

【原　料】 山茱萸30~50克,白酒500毫升。

【制　法】 将山茱萸洗净,装入缸中,加入白酒,然后封紧缸口,每天振摇一次,浸泡7日后即成。每次10~20毫升,每日1~2次。

【功　效】 具有补肾,固精,敛汗之功效。

【适应证】 适用于肾虚所致的腰膝酸痛、遗精和体虚所致的多汗等。

十一、茯苓枣肉酒

【原　料】　茯苓100克,大枣肉50克,胡桃仁40克,白蜜600克,炙黄芪、人参、白术、当归、川芎、炒白芍、生地黄、熟地黄、小茴香、枸杞子、覆盆子、陈皮、沉香、官桂、砂仁、甘草各5克,乳香、没药、五味子各3克,白酒2000毫升,绍酒1000毫升。

【制　法】　将白蜜入锅熬沸,入乳香、没药搅匀,微火熬沸后倒入酒坛,再将其余各味药研为细末,放入酒坛,倒入白酒、绍酒后密封坛口,把酒坛置于锅内,隔水煮40分钟。取出并埋于地下土中3日后开封,过滤出药液,装瓶即成。每次20毫升,每日2次。

【功　效】　具有填髓补精,强筋壮骨,补元调经之功效。

【适应证】　适用于精子减少症、月经不调者。反藜芦,忌萝卜、葱、蒜、韭菜、李子。

十二、淫羊藿酒

【原　料】　淫羊藿100克,白酒500毫升。

【制　法】　将淫羊藿洗净,切碎,装入纱布袋内扎口,放入盛酒的瓶内,浸泡,密封盖,10日后即成。

【功　效】　具有温补肾阳之功效。

【适应证】　适用于阳痿不举,小便淋漓,筋骨挛急,半身不遂,腰膝无力,风湿痹痛等病症。阴虚而阳举易动者忌饮。

十三、仙茅酒

【原　料】　仙茅120克,酒500毫升。

【制　法】　将仙茅九蒸九晒后,置于净器中,入酒浸泡,密封,7日后开启,过滤后去渣装瓶即成。每日早晚各空腹饮15～20毫升。

【功　效】　具有温肾壮阳,祛寒除湿之功效。

第五章 补肾养肾药食调摄

【适应证】 适用于阳痿滑精、腰膝冷痛、男子精寒、女子宫冷不孕、老年遗尿、小便余沥。相火旺盛者不宜饮用。

十四、二仙酒

【原　　料】 仙茅 60 克,仙灵脾(淫羊藿)60 克,白酒 500 毫升。

【制　　法】 将上述药切片,装入纱布袋内,置酒坛内。加入白酒中,盖上密封,浸泡 3 日后即成。每晚睡前饮 10~15 毫升。

【功　　效】 具有补肾壮阳,强筋健骨,祛风除湿之功效。

【适应证】 适用于肾阳虚衰而有虚寒表现的阳痿、遗精证,兼腰膝酸软、精液清冷、小便清长、手足不温。五心烦热、小便黄赤、舌红少苔、脉细数者不宜饮用。

十五、菟丝子五味子酒

【原　　料】 菟丝子 30 克,五味子 30 克,绍酒 500 毫升。

【制　　法】 将菟丝子、五味子去杂,洗净,沥干水,同放入盛酒的瓶子内,密封,每日摇晃 1 次,浸泡 10 日,揭盖即成。

【功　　效】 具有补益肝肾,养心安神,收敛精气之功效。

【适应证】 适用于治疗肝肾虚的腰痛、头晕、目花、遗精、失眠、神经衰弱等病症。健康人饮用能美容养颜、明目、增强防病抗病能力、延年益寿。本酒虽为平补之药,但仍偏补阳,故阴虚火旺、大便燥结、小便短赤者不宜饮用。

十六、菟丝子肉苁蓉酒

【原　　料】 菟丝子、女贞子、金樱子、肉苁蓉、黄精各 60 克,熟地黄 150 克,当归 300 克,锁阳、淫羊藿、远志各 120 克,炙甘草 30 克,制附子 30 克,黄芪 180 克,原蚕蛾 12 克,鸡睾丸 50 克,白酒 9 000 毫升。

【制　　法】 将鸡睾丸和原蚕蛾置容器中,添加白酒 7 000 毫升,每日振摇1~2次,密封浸泡7日,去渣留液。其余13味药捣碎,置容器中,添加白酒2 000毫升,每日振摇1~2次,密封浸泡45~50日,去渣留液。两液合并混匀。每次30毫升,每日2次。

【功　效】　具有提神补气,补肾壮腰之功效。

【适应证】　适用于贫血萎黄、身体虚弱、头晕目眩、健忘疲倦、夜尿频多、食欲不振。附子有毒,须炮制,本酒不宜多服、久服,孕妇及阴虚火旺者忌饮。

十七、当归桂枝酒

【原　料】　当归、天冬各30克,五加皮、麦冬、牛膝、川芎、熟地黄、生地黄、秦艽各15克,桂枝10克,蜂蜜、红砂糖各150克,食醋250毫升,白酒2 000毫升。

【制　法】　将前10味捣碎,置容器中,添加白酒、蜂蜜、红砂糖、食醋混匀,隔水小火煮2小时,待温,埋土中7日后取出,去渣留液即成。空腹温饮。每次10~30毫升,每日2次。

【功　效】　具有补益肝肾,养血息风,强筋壮骨之功效。

【适应证】　适用于肝肾亏虚,腰腿乏力,肢体麻木,筋骨疼痛,头晕头痛,耳鸣目眩,少寐多梦,口眼㖞斜,舌强,言语不利,或手足重滞,半身不遂。忌过量饮用。

十八、肉苁蓉酒

【原　料】　肉苁蓉100克,牛膝80克,菟丝子、制附子、肉豆蔻、肉桂、炮姜各40克,花椒、巴戟天各60克,补骨脂、楮实子各50克,木香、蛇床子各30克,鹿茸20克,白酒3 000毫升。

【制　法】　将前14味药捣碎,置容器中,添加白酒,每日振摇1~2次,密封浸泡7日(春夏5日),去渣留液即成。空腹温饮,每次10~20毫升,每日2次。

【功　效】　具有补益肝肾,聪耳明目,强筋壮骨之功效。

【适应证】 适用于肝肾亏虚、耳聋目昏、筋骨痿软、腹胁疼痛、下元虚冷、阳痿早泄、宫冷不孕等症。附子有毒,须炮制;本酒不宜多服、久服,孕妇及脾胃虚寒者忌饮。

十九、九香虫酒

【原　料】 九香虫 40 克,白酒 400 毫升。

【制　法】 将九香虫拍碎,装入纱布袋内,放入干净的器皿中,倒入白酒浸泡,密封 7 日后开封,去掉药袋即成。每次 10～20 毫升,每日 2 次,将酒温热后空腹饮用。

【功　效】 九香虫是蝽科昆虫的干燥全虫,属昆虫类壮阳药。其味咸,性温,归肝、脾、肾经,能理气止痛、温中助阳,具有补肾壮阳,理气止痛之功效。

【适应证】 适用于肾虚所致的阳痿、腰膝酸痛及胸膈气滞的胃寒胀痛、肝胃气痛等症。

二十、巴戟菟丝子酒

【原　料】 巴戟天 25 克,菟丝子 25 克,白酒 500 毫升。

【制　法】 将巴戟天、菟丝子分别去杂,洗净,放入盛酒的大瓶中,密封塞,浸泡 10 日后即成。

【功　效】 具有温补肾阳之功效。

【适应证】 适用于因肾阳虚引起的小便频数、夜尿多、头晕。药借酒势功效更强,能增强人体免疫功能,增强正气,健身强神。

二十一、期颐酒

【原　料】 当归、陈皮各 200 克,黑豆 250 克,大枣 500 克,肉苁蓉、菟丝子各 300 克,金钗、石斛、牛膝、枸杞子各 200 克,淫羊藿 300 克,仙茅 250 克,绍酒 15 升,白酒 35 升。

【制　法】 将上药制为粗末,装入绢袋,浸于上述两种酒中,封固容器,隔水加热,然后取出,埋于土中7日,取出后即成。每次酌量,早晚各1次。

【功　　效】　期颐酒为百岁养生酒。酒中枸杞子、菟丝子、肉苁蓉补肾益精;淫羊藿、仙茅温肾助阳,强筋健骨;当归、大枣、黑豆补血养血;枸杞子、牛膝养肝补血;石斛养胃气、益胃阴,助红枣、黑豆补脾阴;陈皮芳香醒脾,加于诸补药之中,可避免腻滞之弊;枸杞子、菟丝子、石斛又有养肝明目之功,酒能助阳活血,祛风通络。

【适应证】　适用于肾阳不足、精血亏虚、头晕目眩、视物昏花、腰膝无力、小便频数、余沥难尽。

二十二、松龄酒

【原　　料】　熟地黄、当归、枸杞子、红曲、龙眼肉、荔枝蜜、整松仁、茯苓各100克,白酒1000毫升。

【制　　法】　将前8味捣碎,入布袋,置容器中,加入白酒,密封,隔水煮少许,或酒煎少许亦可。过滤去渣即成。每日酌量饮用。

【功　　效】　具有壮阳补肾,延年益寿之功效。

【适应证】　适用于肾阳虚阳痿、早泄、腰膝酸软、尿频、肾虚腰痛等症。

二十三、鹿茸酒

【原　　料】　鹿茸15克,淮山药30克,白酒500毫升。

【制　　法】　将鹿茸、淮山药研成粗末,装入消毒的布袋内,扎紧袋口,置于瓷坛中,加入白酒,密封坛口。每日振摇1次,浸泡7天以上即成。每次20毫升,每日2次。

【功　　效】　具有补益肾阳,固摄膀胱之功效。

【适应证】　适用于肾阳虚弱、夜尿频多、筋骨痿弱、四肢不温、小腹冷痛、阳痿滑精等。本酒饮用宜从少量开始,缓缓增加,不宜骤用大量,以免阳升风动,头晕目赤,或助火动血,而致鼻衄。凡阴虚阳亢,血分有热,胃火盛或肺有痰热及外感热病者,均应忌饮。

二十四、海狗肾酒

【原　料】　海狗肾30克,白酒500毫升。

【制　法】　将海狗肾洗净切薄片,放入酒瓶内,注入白酒,密封瓶口,浸泡15天即成。

【功　效】　具有补气,益精髓之功效。

【适应证】　适用于阳痿、早泄、腰膝酸软、尿频、肾虚腰痛等症。

第六章　保健针、灸、推拿

针、灸、推拿（按摩）是中医学中的重要组成部分。它不仅是中医治疗学的重要手段，也是中医养生学中的重要保健措施和方法。利用针、灸、按摩进行保健强身，是中医养生法的特色之一。

《灵枢·经别篇》记载："十二经脉者，人之所以生，病之所以成，人之所以治，病之所以起。"说明人的生长与健康，病的酿成与痊愈，与人体经络有密切关系。针、灸、按摩就是根据有关经络腧穴的理论，运用不同的方法调整经络气血，借以通达营卫，协调脏腑，达到增强体质，防病治病的目的。而用于保健强身、益寿延年者，则属于养生范畴，称之为保健针、灸、按摩。

针、灸、按摩，方法各有不同，但其基本点是相同的，都以中医经络学说为基础，以调整经络、刺激腧穴为基本手段，以激发营卫气血的运行，从而起到和阴阳、养脏腑的作用。

针、灸、按摩，三种方法不同之处，在于使用的工具、实施的手法及形式不同。就其作用而言，也有所侧重。针法是用不同的针具刺激人体的经络腧穴，通过实施提、插、捻、转、迎、随、补、泻等不同手法，以达到激发经气、调整人体功能的目的。其所用工具为针，使用方法为刺，以手法变化来达到不同的效果；灸法则采用艾绒或其他药物，借助于药物烧灼，熏熨等温热刺激，以温通气血。其所用物品为艾绒等药物，使用方法为灸，以局部温度的刺激来达到调整机体的作用。按摩则是用手指、掌或辅助按摩器械对人体的经络、腧穴、肢体、关节等处，施以按、点、揉、搓、推、拿、抓、打、压等手法，以舒筋活血，和调表里。三种方法其实均施以手法为主，则是以不同手法达到不同目的。三种方法各有特长，针刺有补有

第六章 保健针、灸、推拿

泻;灸法长于温补、温通;按摩则侧重于筋骨关节,属于中医外治法中三种不同类型的方法。

在中医养生的实际应用中,灸法及按摩运用较为普遍,针刺在古代多有运用,而今似不如灸及按摩应用的广泛。三者常可配合使用。欲获近期效果时,可用针法。然而对禁针的穴位,或不宜针法者,则可用灸。灸法往往效缓而持久,欲增强其效果,亦可配以针法。针而宜温者,可针、灸并施。不宜针、灸者,可用按摩法。

第一节 补肾养生针刺保健

中医养生学认为,针刺保健与针刺疗疾的方法相同,但各有侧重。保健而施针刺,着眼于强壮身体,增进机体代谢能力,旨在养生延寿;治病而用针法,则着眼于纠正机体阴阳、气血的偏盛偏衰,扶正祛邪,意在祛病除疾。

一、针刺保健的概念

针刺保健,就是用毫针刺激一定的穴位,运用迎、随、补、泻的手法以激发经气,使人体新陈代谢功能旺盛起来,达到强壮身体,益寿延年的目的,这种养生方法,称之为针刺保健。而用于保健者,在选穴、施针方面,亦有其特点。选穴则多以具有强壮功效的穴位为主;施针的手法,刺激强度宜适中,选穴亦不宜过多。

二、针刺保健的作用

中医养生学认为,针刺之所以能够养生,是由于刺激某些具有强壮效用的穴位,可以激发体内的气血运行,使正气充盛,阴阳谐调。概括起来,针刺保健的作用有三。一是通经络。针刺的作用主要在于疏通经络,使气血流畅。《灵枢·九针十二原》中指出:"欲以微针,通其经脉,调其血气。"针刺前的"催气"和"候气",刺后的"得气",都是在调整经络气血。如果机体某一局部的气血运行不利,针刺即可激发经气,促其畅达。所以,针刺的作用首先在于"通"。经络通畅无阻,机体各部分才能密切联系,共同完成新陈代谢活动,人才能健康无病。二是调虚实。人体的生理功能活动随时都在进行着。"阴平阳秘"是一种动态平衡,在正常情况下,也容易出现一些虚实盛衰的偏向。体质的好坏、体力的强弱、机体耐力、适应能力,以及智力、反应灵敏度等,对于不同的个体,不同的时期,都会出现一定的偏差。针刺保健则可根据具体情况,纠正这种偏差,虚则补之,实则泻之,补、泻得宜,可使弱者变强,盛者平和,以确保健康。三是和阴阳。阴阳和谐是人体健康的关键。针刺则可以通经络、调虚实,使机体内外交通,营卫周流,阴阳和谐。如此新陈代谢自然会健旺,以达到养生保健的目的。"阴平阳秘,精神乃治",就是这个道理。现代研究表明,针刺某些强壮穴位,可以提高机体新陈代谢能力和抗病能力。例如,针刺正常人的"足三里"穴,血白细胞总数明显增加,吞噬功能加强。针刺法确实具有保健防病,延年益寿的作用。

三、刺法原则

一是配穴,针刺保健,可选用单穴,也可选用几个穴位为一组进行;欲增强某一方面功能者,可用单穴,以突出其效应;欲调理整体功能者,可选一组穴位,以增强其效果;在实践中,可酌情而定。二是施针,养生益寿,施针宜和缓,刺激强度适中,不宜过大;一般来说,留针不宜过久,得气后即可出针,针刺深度也应因人而异,年老体弱或小儿,进针不宜过深;形盛体胖之人,则可酌情适当深刺。三是禁忌,遇过饥、过饱、酒醉、大怒、大惊、劳累过度等情况时,不宜针刺;孕妇及身体虚弱者,亦不宜针刺。

四、补肾养生针刺穴位

1. 足三里 位于膝下3寸,胫骨外大筋内。为全身性强壮要穴,可健脾胃、助消化,益气增力,提高人体免疫功能和抗病能力。刺法,用毫针直刺1~1.5寸,可单侧取穴,亦可双侧同时取穴。一般人针刺得气后,即可出针。但对年老体弱者,则可适当留针5~10分钟。隔日1次,或每日1次。

2. 曲池 位于肘外辅骨。屈肘,肘横纹尽头便是此穴。此穴具有调整血压、防止老人视力衰退之功效。用毫针直刺0.5~1寸,针刺得气后,即出针。体弱者可留针5~10分钟。每日1次,或隔日1次。

3. 三阴交 位于足内踝高点上3寸,胫骨内侧面后缘。此穴对增强腹腔诸脏器,特别是生殖系统的健康,有重要作用。刺法,用毫针直刺1~1.5寸,针刺得气后,即出针,体弱者,可留刺5~10分钟。每日1次,或隔日1次。

4. 关元 位于脐下3寸。本穴为保健要穴,有强壮作用。刺法,斜刺0.5寸,得气后出针。每周针1~2次,可起到强壮身体的作用。

5. 气海 位于脐下1.5寸。此穴为保健要穴,常针此穴,有强壮作用。刺法,斜刺0.5寸,得气后,即出针。可与足三里穴配合施针,每周1~2次,具有强壮身体作用。

五、益肾针刺法

针刺以益肾养生,多以自我操作为主,一般多取单穴,或几个穴位同时选用。针刺手法宜轻缓,刺激强度应适中,得气后即可出针,不宜留针过久。①三阴交位于内踝高点上3寸,胫骨内侧面后缘用毫针直刺1~1.5寸。每日1次,或隔日1次。②气海位于脐下1.5寸,用毫针斜刺0.5寸,得气后即出针,可每3~5日针刺1

次。③关元位于脐下 3 寸,用毫针斜刺 0.5 寸,得气后即出针,可每周 1~2 次。④曲骨位于脐下 5 寸,耻骨联合中点处。直刺 1~1.5 寸,每周 1~2 次。⑤神门位于腕横纹尺侧,尺侧屈腕肌腱的内侧。直刺 0.3~0.5 寸。

六、肾虚证的针刺

1. 肾气虚 以补益肾气。取穴会阴、长强、三阴交、然谷、曲泉。会阴,进针 1 寸 5 分,针得气有酸胀麻感;针长强时,针尖向上与骶骨平行刺入,可刺 0.5~1.5 寸,局部多有胀痛,或放散至肛门感。二穴在得气后向左向右交叉捻转,用补气法持续 30 秒取针。三阴交、然谷、曲泉得气后,左右交叉捻转补法,留针 5 分钟。每次选穴 3 个,隔日 1 次,7 次为 1 个疗程。

2. 肾阳虚 以温补肾阳。取穴、长强、会阴、关元、肾俞、命门、太溪。艾条雀啄灸关元,继灸会阴,各 49 次,隔日 1 次,10 次为 1 个疗程。

3. 脾肾虚 以健胃益脾兴阳。取穴长强、中脘、足三里、胃俞、脾俞、天枢。艾灸足三里、天枢 1~2 壮。隔日 1 次,7 次为 1 个疗程。待饮食增多后,去长强、中脘,增会阴、关元,针法同前,并灸至阴穴。

4. 肾虚性功能失调 以益肾平肝、宁心神。取穴长强、神门、巨阙、胆俞、肾俞、阳陵泉。艾条雀啄灸胆俞、肾俞,各 49 次,针长强、神门、巨阙、得气捻转补法,留针 5 分钟,阳陵泉深刺捻转泻法。

5. 肾虚痰血瘀阻证 以活血化瘀、益气补肾。取穴会阴、曲骨、急脉、丰隆、气海、心俞、膈俞、肾俞、命门、八髎。先以梅花针针心俞、膈俞、肾俞、命门、八髎穴;次以毫针针丰隆,针感向上行,而不要向下放射;接下刺会阴,得气后捻转不留针;曲骨、气海与急脉得气捻转补法,留针 10 分钟,间加捻转。隔日 1 次,12 次为 1 个疗程。

6. 肾虚肺胃津伤、肾气不固 以清肺养胃阴、固肾兴阳。取穴长强、肾俞、中极、脾俞、足三里、廉泉。先针肾俞、脾俞,捻转补法,艾条雀啄灸肾俞49次;次针廉泉,得气即用提插泻法;再次针足三里、中极,得气留针补之;起针艾灸;最后针长强。

7. 肾虚腰痛 老年肾气虚惫,或久病肾亏,或劳欲过度,精血不足,筋骨缺乏充分的濡养,以致筋骨衰颓而作痛。腰为肾之府,督脉并于脊里,肾附其两旁,膀胱经夹脊络肾,故腰痛与肾和膀胱经的关系最为密切。其起病缓慢,隐隐作痛,绵绵不已。如神倦、肢冷、滑精、舌淡、脉细者为肾阳虚;伴有虚烦、溲黄、舌红、脉数者属肾阴虚。以足太阳、少阳、少阴、督脉经穴为主。取肾俞、委中、阳陵泉、阿是穴、腰阳关、志室、三阴交、太溪、命门针灸并用,或加拔火罐。每次取3~5穴针灸之。委中疏通足太阳经气,为治腰背疼痛的要穴;腰阳关助阳散寒化湿,阳陵泉舒筋;三阴交活血;志室、太溪补肾;命门、肾俞治腰肌强直。

8. 肾虚耳鸣 久病耳聋,或耳鸣时作时止,声细调低,操劳则加剧,按之鸣声减弱。多兼有头晕、腰酸、遗精、带下、脉虚细等症。以补益肾精。取手足少阳、足少阴经穴为主。针用补法,翳风、听会、肾俞、关元、太溪,并用小艾炷灸患部腧穴。肾开窍于耳,虚证其治在肾,肾虚则精气不能上注于耳,故取肾俞、关元、太溪以培肾固本,调补肾气,配手少阳之翳风、足少阳之听会,以疏导少阳经气,使精气上输耳窍,共奏止鸣复聪之效。

9. 滑精 以补益肾气,固涩精关。取穴气海、三阴交、志室、肾俞、针用补法,并灸。

10. 梦遗 以清心降火,滋阴涩精。取穴心俞、肾俞、关元、中封,针宜泻法。

11. 阳痿夹湿 温补肾阳佐以清利湿热。取穴肾俞、关元、阴陵泉、足三里、八髎、百会。每次选2~3穴针之。随证补泻或针灸并用。

12. 阳痿 以益肾固本。取穴关元、中极、太溪、会阴、太冲、大陵。前3穴进针后,均施平补平泻手法,得气后留针,并温针灸3～15壮。会阴穴用艾灸温和灸和雀啄交替使用。如阴茎勃起不坚或遗精者,减去会阴穴,配刺太冲;如夜寐多梦,配刺大陵。隔日针疗1次。

13. 肾虚不孕 月经失调,量少色淡,精神疲倦,头晕耳鸣,腰酸腿软,舌苔白,脉象沉。以补益肾气,调理冲任。取背俞、足少阴经穴为主。针刺补法。肾俞、气穴、然谷。肾藏精,主生殖,肾气旺盛,精血充足,冲任调和,乃可摄精成子。故取肾俞、气穴、然谷三穴相配,以补益肾气,调理冲任。

第二节 补肾养生保健灸

保健灸是在身体某些特定穴位上施灸,以达到和气血、调经络、养脏腑、益寿延年的目的,这种养生方法称之为保健灸法。保健灸不仅用于强身保健,亦可用于久病体虚之人的健康,是我国独特的养生方法之一。

保健灸法早在《扁鹊心书》中就指出:"人于无病时,常灸关元、气海、命门、中脘,虽未得长生,亦可得百余岁矣。"说明古代养生家在运用灸法进行养生方面,已有丰富的实践经验。至今,保健灸仍是广大群众所接受又行之有效的养生方法。

一、保健灸法的概念

保健灸,一般是指艾灸,艾为温辛、阳热之药。其味苦、微温、无毒,主灸百病。艾是多年生菊科草本植物,灸用以陈旧者为佳。李时珍在《本草纲目》中说:"艾叶苦辛,生温熟热、纯阳之性,能回垂危之阳,通十二经,走三阴,理气血、逐寒湿,暖子宫……以之灸火,能透诸经而除百病。"这说明艾灸可温和气血、扶正祛邪、调整

第六章 保健针、灸、推拿

人体生理功能平衡,达到防病治病、养生保健的目的。艾灸调理范围广,无不良反应,有"一炷着肤疼痛即止,一次施灸沉疴立除"的神奇疗效。点燃艾绒,借火力刺激人体经络穴位,热持久而深入,温热感直透肌肉深层,一经停止施灸,便无遗留感觉,这是其他物质所不及的。因而,艾是灸法理想的原料。艾灸是祛除病邪的一种养生保健方法。

二、保健灸的作用

中医养生学认为,保健灸的主要作用是温通经脉,行气活血,培补先天、后天,和调阴阳,从而达到强身、防病、抗衰老的目的。其功效,一是温通经脉,行气活血。《素问·刺节真邪论》说:"脉中之血,凝而留止,弗之火调,弗能取之。"气血运行具有遇温则散,遇寒则凝的特点。灸法其性温热,可以温通经络,促进气血运行。二是培补元气,预防疾病。《扁鹊心书》指出:"夫人之真元,乃一身之主宰,真气壮则人强,真气虚则人病,真气脱则人死,保命之法,艾灸第一。"艾为辛温阳热之药,以火助之,两阳相得,可补阳壮阳,真元充足,则人体健壮,"正气存内,邪不可干",故艾灸有培补元气,预防疾病之作用。三是健脾益胃,培补后天灸法对脾胃有着明显的强壮作用,《针灸资生经》指出:"凡饮食不思,心腹膨胀。面色萎黄,世谓之脾胃病者,宜灸中脘。"在中脘穴施灸,可以温运脾阳,补中益气,常灸足三里,不但能使消化系统功能旺盛,增加人体对营养物质的吸收,以濡养全身,亦可收到防病治病,抗衰防老的效果。四是升举阳气,密固肤表。《素问·经脉篇》云:"陷下则灸之。"气虚下陷,则皮毛不任风寒,清阳不得上举,因而卫阳不固,腠理疏松。常施灸法,可以升举阳气,密固肌表,抵御外邪,调和营卫,起到健身、防病治病的作用。

三、保健灸的方法

中医养生学论艾灸,认为从形式上分,可分为艾炷灸、艾条灸、温针灸三种;从方法上分,又可分为直接灸、间接灸和悬灸3种。保健灸则多以艾条灸为常见,而直接灸、间接灸和悬灸均可采用。根据体质情况及所需的养生要求选好穴位,将点燃的艾条或艾炷对准穴位,使局部感到有温和的热力,以感觉温热舒适,并能耐受为度。艾灸时间可在3~5分钟,最长到10~15分钟为宜。一般来说,健身灸时间可略短;病后康复,施灸时间可略长。春、夏二季,施灸时间宜短,秋、冬宜长;四肢、胸部施灸时间宜短,腹、背部位宜长。老年人、妇女、儿童施灸时间宜短,青壮年则时间可略长。

施灸的时间,传统方法多以艾炷的大小和施灸壮数的多少来计算。艾炷是用艾绒捏成的圆锥形的用量单位,分大、中、小3种。如蚕豆大者为大炷,如黄豆大者为中炷,如麦粒大者为小炷。每燃烧一个艾炷为一壮。实际应用时,可据体质强弱而选择。体质强者,宜用大炷;体弱者,宜用小炷。

四、保健灸常用穴位

一般来说,针刺保健的常用穴位,大都可以用于保健灸法。同时,也包括一些不宜针刺的穴位。

1. 足三里 常灸足三里,可健脾益胃,促进消化吸收,强壮身体,中老年人常灸足三里还可预防中风。具有防老及强身的作用。灸法:用艾条、艾炷灸均可,时间可掌握在5~10分钟。古代养生家主张常在此穴施瘢痕灸,使灸疮延久不愈,可以强身益寿。"若要身体安,三里常不干",即指这种灸法。现代研究证明,灸足三里穴确可改善人体的免疫功能,并对肠胃、心血管系统等有一定影响。

2. 神阙 位于当脐正中处。神阙为任脉之要穴,具有补阳益气,温肾健脾的作用。《扁鹊心书》指出:"依法熏蒸,则荣卫调和,安魂定魄,寒暑不侵,身体开健,其中有神妙也……凡用此灸,百病顿除,益气延年。"灸法,灸7～15壮,灸时用间接灸法,如将盐填脐心上,置艾炷灸之,有益寿延年之功。

3. 膏肓 位于第四胸椎棘突下旁开3寸处,常灸膏肓穴,有强壮作用。灸法:艾条灸,15～30分钟。艾炷灸7～15壮。

4. 中脘 位于脐上4寸处。为强壮要穴,具有健脾益胃,培补后天的作用。一般可灸7～15壮。

5. 涌泉 脚趾蜷屈,在前脚掌中心凹陷处取穴。涌泉穴具有补肾壮阳之功能,为足少阴肾经脉气之所发,有宁神开窍,补肾益聪,疏肝调气,强身健体的作用。常灸此穴,可健身强心,有益寿延年之功效。一般可灸3～7壮。

其他如针刺保健中所列曲池、三阴交、关元、气海等穴,均可施灸,具有强身保健功效。

五、补肾强壮灸法

1. 常用腧穴部位 足三里:坐位屈膝,外膝眼向下3寸,胫骨外下距嵴1指处。大敦:足大趾内甲角旁1分。曲泉:屈膝,位于膝内侧横纹头上方凹陷中。气穴:位于脐下3寸,正中线旁开5分。气穴又名胞门、子户,主要用于女性保健及防治其性功能障碍。大赫:气穴下1寸,即脐下4寸,正中线旁开5分。命门:正坐位,腰与脐部相对处,或俯卧,第二腰椎下。肾俞:命门穴旁开1.5寸。神阙:位于脐窝正中。涌泉:从足中趾至跟前1/3处,或足趾卷曲时脚心凹陷处。腰阳关:位于第四腰椎棘突下。次髎:骶骨第二骶后孔中。气海、关元、曲骨等穴的部位,见益肾针刺法。

2. 操作方法 灸法的种类很多,作为益肾保健,一般多用艾条温和灸法。首先将艾条一端点燃,对准所取穴位,置于离皮肤3～6厘米,以局部感到有温和的热力以皮肤发红为度。一般艾灸

10~15分钟,可选灸1个穴位,亦可先后灸几个穴位,或用温针灸,即针刺某一穴位,将艾卷套在针柄上点燃,加热于针柄,可得针灸并施之效。

六、常见病的保健灸

(一) 失眠

【主　穴】　神门穴(温和灸)。

【取穴方法】　手腕部靠近小指的一侧有一条突出的筋,其与腕横纹相交的凹陷处。

【艾灸方法】　取坐位。点燃艾条,选择合适的距离,在神门穴上温和施灸,每次10~15分钟,每日1次。

【功　效】　艾灸神门穴,具有益心安神、通经活络之功效,用于治疗心悸、失眠、神经衰弱、癔症、癫痫及心脏肥大、心绞痛等。

【配　穴】　肾腧穴(隔姜灸)。

【取穴方法】　腰部第二腰椎棘突下,正中线旁开1.5寸处。

【艾灸方法】　取俯卧位。选择新鲜的老姜,切成0.3厘米厚的薄片,在姜上扎小孔。把姜放在肾腧穴上,将艾炷放在姜片上,点燃,小心施灸5分钟。

【功　效】　艾灸肾腧穴,具有滋补肾阳之功效,用于尿频引起的失眠患者。

【配　穴】　脾俞、心腧穴(隔姜灸)。

【取穴方法】　脾俞在下背部,第11胸椎棘突下,后正中线旁开1.5寸处;心俞在背部,第五胸椎棘突下,后正中线旁开1.5寸处。

【艾灸方法】　取合适体位。选择新鲜的老姜,切成0.3厘米厚的薄片,在姜上扎小孔。把姜放在脾俞、心腧穴上,将艾炷放在姜片上,点燃,每穴小心施灸5分钟。

【功　效】　若兼有食欲缺乏、大便溏薄或大便黏腻不爽的失眠患者,可搭配脾腧穴施灸,具有调和脾胃之功效;如果因心神不宁引起的失眠,可搭配心腧穴施灸,具有安定心神,催眠之功效。

(二)健忘

【主　穴】　心腧穴(温和灸)。

【取穴方法】　心俞在背部,第五胸椎棘突下,后正中线旁开1.5寸处。

【艾灸方法】　取俯卧位。点燃艾条一端,选择合适的距离对着心腧穴,每次灸10～15分钟,5～7日为1个疗程。

【功　效】　艾灸心腧穴,具有宽胸理气、通络安神之功效,用于治疗心经及循环系统疾病、心痛、惊悸、咳嗽、失眠、健忘、盗汗等。

【配　穴】　神门穴(温和灸)。

【取穴方法】　手腕部靠近小指的一侧有一条突出的筋,其与腕横纹相交的凹陷处。

【艾灸方法】　取站立位或坐位。点燃艾条,在神门穴上温和施灸,火头距离皮肤1.5～3厘米,每次10～15分钟,每日1次。

【功　效】　艾灸神门穴,具有益心安神,通经活络之功效。用于健忘、精神恍惚者,亦可搭配以灸神门穴。

【配　穴】　脾俞、气海穴(艾炷直接灸)。

【取穴方法】　脾俞在下背部,第11胸椎棘突下,后正中线旁开1.5寸处;气海在下腹部正中线上,肚脐中央向下与关元之间的中点处。

【艾灸方法】　取合适体位。将艾炷点燃放置在脾俞、气海穴上,每穴灸5～7壮,艾炷如黄豆或半粒枣核大,每日1次。5～7日为1个疗程。

【功　效】　艾灸脾俞、气海穴,具有补益脾胃,温补肾阳之功效。用于健忘,兼有身体虚弱者。

(三) 脱发

【主　穴】　百会穴(雀啄灸)。

【取穴方法】　取坐位。正坐,两耳尖与头正中线交会处,按压凹陷处。

【艾灸方法】　点燃艾条,对准百会穴,距离皮肤1.5～3厘米处,像鸟雀啄食一样上下施灸,每次灸5～10分钟。

【功　效】　艾灸百会穴,具有息风醒脑,升阳固脱之功效,对脱发有很好的调治作用。

【配　穴】　风池、头维穴(温和灸)。

【取穴方法】　风池,在颈部,枕骨之下,胸锁乳突肌与斜方肌上端之间的凹陷处;头维,在头侧部,额角发际上0.5寸,头正中线旁开4.5寸。

【艾灸方法】　点燃艾条,对准风池、头维穴,距离皮肤1.5～3厘米处,温和施灸,每次每穴灸5～10分钟。每日1次,5～7日为1个疗程。

【功　效】　艾灸百会加灸足阳明胃经的头维和足少阳胆经的风池,具有清头通络,祛风解毒之功效。

【配　穴】　膈俞穴(隔姜灸)。

【取穴方法】　位于背部,第七胸椎棘突下,后正中线旁开1.5寸。

【艾灸方法】　选择新鲜的老姜,切成0.3厘米厚的薄片,在姜上扎小孔。把姜放在膈俞穴上,然后将艾炷置于姜片上,点燃,每次灸15～20分钟。

【功　效】　艾灸膈俞穴,具有活血通脉的之功效,对脱发有很好的调治作用。

(四) 前列腺炎

【主　穴】　曲骨穴(温和灸)。

【取穴方法】　在下腹部,前正中线上,耻骨联合上缘的中点处。

【艾灸方法】 取仰卧位。点燃艾条,对准曲骨穴,距离皮肤1.5~3厘米处,温和施灸,每次灸10~15分钟。每日1次,5~7日为1个疗程。此曲骨穴是生殖系统保健的特效穴位。具有养真元,温肾阳之功效。能减轻前列腺炎所致的小便症状,改善和增强性功能。

【配　穴】 关元穴(温和灸)

【取穴方法】 在下腹部,前正中线上,当脐中下3寸。是很好的配穴。

【艾灸方法】 点燃艾条,对准关元穴,距离皮肤1.5~3厘米处,温和施灸,每次灸10~15分钟,每日1次,5~7日为1个疗程。

【功　效】 艾灸关元穴,具有益肾助阳之功效。

【配　穴】 肾俞穴(隔姜灸)

【取穴方法】 在腰部,第二腰椎棘突下,旁开1.5寸。

【艾灸方法】 选择新鲜的老姜,切成0.3厘米厚的薄片,在姜上扎小孔。把姜放在肾俞穴上,将艾炷放置姜上,点燃艾炷,每次灸10~15分钟,每日1次,5~7日为1个疗程。

【功　效】 艾灸肾俞穴,具有强腰利水之功效。

(五)阳痿

【主　穴】 肾俞穴(回旋灸)。

【取穴方法】 在腰部,第二腰椎棘突下,旁开1.5寸。

【艾灸方法】 取俯卧位。点燃艾条,对准肾俞穴,距离皮肤1.5~3厘米处,回旋施灸,每次灸15~20分钟。

【功　效】 艾灸肾俞穴,具有益肾助阳,利水强腰之功效,用于治疗阳痿、遗精、月经不调、小便不利等。

【配　穴】 关元穴(回旋灸)。

【取穴方法】 在下腹部,前正中线上,当脐中下3寸。

【艾灸方法】 取仰卧位。点燃艾条,对准关元穴,距离皮肤1.5～3厘米处,回旋施灸,每次灸15～20分钟。

【功　效】 艾灸关元穴,具有补肾壮阳之功效,能改善肾虚引起的小便滴沥不尽、尿痛等症状。

【配　穴】 中极穴(温和灸)。

【取穴方法】 在下腹部,脐中下4寸,前正线上。

【艾灸方法】 取仰卧位。点燃艾条,对准中极穴,距离皮肤1.5～3厘米处,温和施灸,每次灸10～15分钟。

【功　效】 艾灸中极穴,具有益肾通经之功效,用于治疗遗精、早泄、尿频、前列腺炎等症。

(六)早泄

【主　穴】 关元穴(雀啄灸)。

【取穴方法】 在下腹部,前正中线上,当脐中下3寸。

【艾灸方法】 点燃艾条,对准关元穴,距离皮肤1.5～3厘米处,像鸟雀啄食一样上下施灸,每次灸10～15分钟。

【功　效】 艾灸关元穴,具有益肾助阳、强腰利水之功效,是治疗阳痿、遗精很好的配穴。

【配　穴】 肾俞穴(回旋灸)

【取穴方法】 在腰部,第二腰椎棘突下,旁开1.5寸。

【艾灸方法】 取俯卧位。点燃艾条,对准肾俞穴,距离皮肤1.5～3厘米处,回旋施灸,每次灸10～15分钟。

【功　效】 艾灸肾俞穴,具有益肾助阳、利水强腰之功效,适用于治疗遗精、阳痿、月经不调、小便不利等症。

【配　穴】 三阴交穴(温和灸)。

【取穴方法】 在小腿内侧,足内踝尖上3寸,胫骨内侧缘后方处。

【艾灸方法】 点燃艾条,对准三阴交穴,距离皮肤1.5～3厘米处,温和施灸,每次灸10～15分钟。

【功　效】　艾灸三阴交穴,具有温肾壮阳,益气补中之功效,用于治疗遗精、阳痿、月经不调、崩漏、带下等症。

(七)遗精

【主　穴】　肾腧穴(回旋灸)。

【取穴方法】　在腰部,第二腰椎棘突下,旁开1.5寸。

【艾灸方法】　取俯卧位。点燃艾条,对准肾腧穴,距离皮肤1.5～3厘米处,回旋施灸,每次灸10～15分钟。

【功　效】　艾灸肾腧穴,具有益肾助阳,利水强腰之功效,用于治疗遗精、阳痿、月经不调、小便不利等症。

【配　穴】　关元穴(雀啄灸)。

【取穴方法】　在下腹部,前正中线上,当脐中下3寸。

【艾灸方法】　点燃艾条,对准关元穴,距离皮肤1.5～3厘米处,像鸟雀啄食一样上下施灸,每次灸10～15分钟。

【功　效】　艾灸关元穴,具有益肾助阳,强腰利水之功效,是治疗遗精很好的配穴。

【配　穴】　三阴交穴(温和灸)。

【取穴方法】　在小腿内侧,足内踝尖上3寸,胫骨内侧缘后方处。

【艾灸方法】　点燃艾条,对准三阴交穴,距离皮肤1.5～3厘米处,温和施灸,每次灸10～15分钟。

【功　效】　艾灸三阴交穴,具有温肾壮阳,益气补中之功效,用于治疗遗精、阳痿、月经不调、崩漏、带下等症。

(八)月经不调

【主　穴】　关元穴(隔姜灸)。

【取穴方法】　在下腹部,前正中线上,当脐中下3寸。

【艾灸方法】　取仰卧位。将新鲜的老姜,切成0.3厘米厚的薄片,在姜上扎小孔。把姜放在关元穴上,将艾炷放置姜上,点燃艾炷,每次灸5～10分钟,每日1次。

【功　效】　经血从胞宫而出,胞宫位于下腹部,受冲、任二脉所管,所以取任脉关元穴,为调整阴血之源头。

【配　穴】　血海穴(回旋灸)。

【取穴方法】　在股前部,髌底内侧端上2寸,股内侧肌隆起处。

【艾灸方法】　取仰卧位和坐位。点燃艾条,对准血海穴,距离皮肤1.5~3厘米处,回旋施灸,每次每穴灸15~20分钟。

【功　效】　艾灸血海穴,具有调经统血,健脾化湿之功效,气血调,则月经调。

【配　穴】　三阴穴(温和灸)。

【取穴方法】　在小腿内侧,足内踝尖上3寸,胫骨内侧缘后方处。

【艾灸方法】　取坐位。点燃艾条,对准三阴交穴,距离皮肤1.5~3厘米处,温和施灸,每次灸3~15分钟。

【功　效】　三阴穴是妇科病的首选穴。具有健脾益胃,调肝补肾,调理经带之功效。

(九)痛经

【主　穴】　地机穴(回旋灸)。

【取穴方法】　位于人体的小腿内侧,当内踝尖与阴陵泉穴的连线上,阴陵泉穴下3寸。

【艾灸方法】　取坐位。点燃艾条,对准地机穴,距离皮肤1.5~3厘米处,回旋施灸,每次灸10~20分钟,每日1次。3~5日为1个疗程。

【功　效】　艾灸地机穴,具有散寒止痛,调理痛经之功效。

【配　穴】　关元穴、三阴交(温和灸)。

【取穴方法】　关元穴,在下腹部,前正中线上,当脐中下3寸;三阴交,在小腿内侧,足内踝尖上3寸,胫骨内侧缘后方处。

【艾灸方法】　点燃艾条,对准关元、三阴交穴,距离皮肤

1.5～3厘米处,温和施灸,每次灸10～20分钟,每日1次,3～5日为1个疗程。

【功　效】　艾灸关元穴,具有调经止带,调补肝肾,强身健体之功效,用于治疗月经不调、腰痛等症状;三阴交为脾、肝、肾三条经络相交汇的穴位,按揉此穴能够让经血下行,在经前下腹部、腰骶部出现疼痛时,改善瘀滞症状,缓解疼痛或消失。

(十)闭经

【主　穴】　天枢(温和灸)。

【取穴方法】　位于下腹部。脐中下3寸,前正中线上。

【艾灸方法】　点燃艾条,对准天枢穴,距离皮肤1.5～3厘米处,温和施灸,每次灸18～20分钟。

【功　效】　艾灸天枢穴,具有益气助阳,调经固经之功效,用于治疗小腹疾病、肠胃疾病、虚证、遗精、闭经等。

【配　穴】　三阴交(雀啄灸)。

【取穴方法】　在小腿内侧,足内踝尖上3寸,胫骨内侧缘后方处。

【艾灸方法】　点燃艾条,对准三阴交穴,距离皮肤1.5～3厘米处,像雀啄食一样上下施灸,每次灸10分钟。每日灸1次,5次为1个疗程。

【功　效】　三阴交是妇科病的首选穴,具有健脾益胃,调肝补肾,调理经带之功效,是很好的调治闭经之穴。

(十一)性冷淡

【主　穴】　命门(温和灸)。

【取穴方法】　人体腰部,在第二腰椎棘突下凹陷中,后正中线上。

【艾灸方法】　点燃艾条,离皮肤1.5～3厘米处,温和施灸,每对准命门穴,距离皮肤1.5～3厘米处,温和施灸,每次灸10～20分钟。每日1次,5～7天为1个疗程。

【功　效】　艾灸命门穴,具有补肾壮阳,强健筋骨之功效,用于治疗腰痛、肾病、性欲减退、疲劳感、脱发等。

【配　穴】　关元、肾俞三阴(温和灸)。

【取穴方法】　关元在下腹部,前正中线上,当脐中下3寸;肾俞在腰部,第二腰椎棘突下,旁开1.5寸;三阴交,在小腿内侧,足内踝尖上3寸,胫骨内侧缘后方处。

【艾灸方法】　点燃艾条,对准关元、肾俞、三阴交穴,距离皮肤1.5～3厘米处,温和施灸,每次每穴灸10～15分钟。

【功　效】　关元、肾俞、三阴交作为配穴,具有益肾壮阳、调经之功效,对于生殖系统保健有很好的疗效。

(十二)乳腺增生

【主　穴】　膻中(艾炷直接灸)。

【取穴方法】　在胸部,前正中线上,第四肋间两乳头连线的中点处。

【艾灸方法】　取仰卧位。取艾炷若干(艾炷如半粒枣核大),放在膻中穴上施灸,每次灸3～5壮,每周或10日灸1次。

【功　效】　乳腺增生,其病机多为肝气郁结,因此在疏通局部气血的基础上,尚需调理肝经血脉。艾灸膻中穴,具有调肝、活血理气之功效,经常艾灸,可治乳房肿痛、乳腺增生等病症。

【配　穴】　期门、太冲穴(雀啄灸)。

【取穴方法】　期门穴在胸部,乳头直下,第六肋间隙,前正中线旁开4寸处;太冲穴在足背侧,第一跖骨间隙的后方凹陷处。

【艾灸方法】　取仰卧位。点燃艾条,对准期门、太冲穴,距离皮肤1.5～3厘米处,像鸟雀啄食一样上下施灸,每次每穴灸5～10分钟。5次为1个疗程,间隔2日可行下一个疗程,可连续2～3个疗程。

【功　效】　艾灸期门、太冲穴,具有疏肝活血之功效,能有效疏理肝气,调理气血,缓解乳腺增生。

(十三)子宫脱垂

【主　穴】　子宫(温和灸)。

【取穴方法】　子宫在下腹部,脐中下 4 寸,前正中线左右各旁开 3 寸。

【艾灸方法】　取仰卧位。点燃艾条,对准子宫穴,距离皮肤 1.5～3 厘米处,温和施灸,每次灸 15～20 分钟。

【功　效】　艾灸子宫穴,具有调经理气,升提下陷之功效,可以为女性摆脱烦恼,用于治疗子宫脱垂、月经不调、盆腔炎等。

【配　穴】　百会(温和灸)。

【取穴方法】　百会穴在头顶部,两耳尖连线的中点处。

【艾灸方法】　取仰卧位。点燃艾条,对准百会穴,距离皮肤 1.5～3 厘米处,温和施灸,每次灸 15～20 分钟。

【功　效】　百会穴可使阳气上升、浊气下降,子宫下垂多属中气下陷、清阳不升所致,艾灸百会穴用于治疗子宫脱垂。

【配　穴】　三阴交(温和灸)。

【取穴方法】　三阴交,在小腿内侧,足内踝尖上 3 寸,胫骨内侧缘后方处。

【艾灸方法】　取坐位。点燃艾条,对准三阴交,距离皮肤 1.5～3 厘米处,温和施灸,每次灸 10～20 分钟。

【功　效】　艾灸三阴交穴,具有保养子宫和卵巢的作用,对女性白带过多、子宫脱垂等的恢复有较好效果。

【配　穴】　气海(温和灸)。

【取穴方法】　气海位于下腹部,脐中下 1.5 寸,前正中线上。

【艾灸方法】　取仰卧位。取艾炷若干(艾炷如半粒枣核大),放在气海穴上施灸,每次灸 3～5 壮,5 次为 1 个疗程。

【功　效】　艾灸气海,穴具有益气助阳,调理气机之功效,经常艾灸此穴,对中气下降引起的子宫脱垂有一定的疗效。

(十四)更年期综合征

【主　穴】　关元(温和灸)。

【取穴方法】　关元在下腹部,前正中线上,当脐中下3寸。

【艾灸方法】　点燃艾条,对准关元穴,距离皮肤1.5~3厘米处,温和施灸,每次灸15~20分钟。

【功　效】　艾灸关元穴可护肾强肾,具有益肾助阳,利水强腰之功效,可以缓解更年期引起的诸多问题。

【配　穴】　三阴交、肾俞(温和灸)。

【取穴方法】　三阴交,在小腿内侧,足内踝尖上3寸;胫骨内侧缘后方处;肾俞在腰部,第二腰椎棘突下,旁开1.5寸。

【艾灸方法】　点燃艾条,对准三阴交、肾腧穴,距离皮肤1.5~3厘米处,温和施灸,每次每穴灸10分钟,每日1次,5~7日为1个疗程。

【功　效】　艾灸三阴交、肾腧穴,具有活血化瘀,调经止痛,益肾强腰之功效,作为配穴,对调治更年期综合征有辅助治疗作用。

(十五)小儿遗尿

【主　穴】　关元(温和灸)。

【取穴方法】　关元在下腹部,前正中线上,当脐中下3寸。

【艾灸方法】　点燃艾条,对准关元穴,距离皮肤1.5~3厘米处,温和施灸,每次灸5~10分钟。

【功　效】　艾灸关元穴,具有温肾固摄、补中益气之功效,调理小儿遗尿。

【配　穴】　三阴交(温和灸)。

【取穴方法】　三阴交,在小腿内侧,足内踝尖上3寸;胫骨内侧缘后方处;肾俞在腰部,第二腰椎棘突下,旁开1.5寸。

【艾灸方法】　点燃艾条,对准三阴交穴,距离皮肤1.5~3厘米处,温和施灸,每次10~15分钟。

【功　效】　尿液由肾气所化,若小儿肾气不充足,就会引发遗尿。艾灸三阴交穴,具有温补肾气之功效,可以补益肾气,使肾气充足。

第三节　补肾养生推拿按摩

推拿和按摩差不多是一回事。古时都称为"按跷"和"跷摩"等,是我国传统的摄生保健方法之一。而中医临床习惯把由医生操作,作为一种医疗手段的按摩法称为"推拿疗法"。按摩是运用手和手指的技巧,按摩人体一定部位或穴位,施行各种手法和动作,具有疏通经络、活动关节、调整脏腑气血功能、增强人体抗病能力等作用。从而达到预防、保健目的的养生方法,称为保健按摩。由于保健按摩法简便易行,平稳可靠,所以受到养生家的重视,并将其作为益寿延年的方法,积累、整理、流传下来,成为深受广大群众喜爱的养生健身方法。

一、保健按摩的作用

中医养生学认为,保健按摩主要是通过对身体局部刺激,促进整体新陈代谢,从而调整人体各部分功能协调统一,保持机体阴阳相对平衡,以增强机体的自然抗病能力。达到舒筋活血,健身,防病之功效。一是具有疏通经络,行气活血。《素问·血气形志篇》说:"……经络不通,病生于不仁,治之以按摩。"《素问·调经论》也指出:"神不足者,视其虚络,按而致之。"说明按摩有疏通经络之作用。由于按摩大多是循经取穴,按摩刺激相应穴位。因而,可使气血循经络运行,防止气血滞留,达到疏通经络,畅达气血之目的。现代医学认为,按摩主要是通过刺激末梢神经,促进血液、淋巴循环及组织间的代谢过程,以协调各组织、器官间之功能,使机体的新陈代谢水平有所提高。二是调和营卫,平衡阴阳。营卫气血周流,则可贯通表里内外,脏腑肌腠,使全身成为一个协调统一的整体。营卫相通,气血调和,机体皆得其养,则内外调和,阴平阳秘。明代养生家罗洪在《万寿仙书》中记载:"按摩法能疏通毛窍,能运旋荣卫。"按摩就是依据中医理论原则,结合具体情况提而分别运用不同手法,以柔软、轻和之力,循经络、按穴位,施术于人体,通过经络的传导来调节全身,借以调和营卫气血,增强机体健康。由于保健按摩可行气活血,通调营卫阴阳。所以,按摩后血液循环加快,皮肤浅层的毛细血管扩张,肌肉放松,关节灵活,除感到被按摩部分具有温暖舒适的感觉外,给全身带来一种轻松、愉快、舒适与灵活感,使人精神振奋,消除疲劳,久久行之,对保证身体健康具有重要作用。

二、保健按摩方法

中医养生学的保健按摩法,以自我按摩为主,简便易行,行之有效。较有代表性的保健按摩如眼保健功、干沐浴法等。保健按摩法大概有如下几种:

1. 熨目　《诸病源候论》谓:"鸡鸣以两手相摩令热,以熨目三行,以指抑目。左右有神光,令目明,不病痛。"具体操作:两手相摩擦,搓热后,将手掌放于两眼之上,这就是熨眼。如此反复熨眼3次。然后,用食指、中指、无名指轻轻按压眼球,稍停片刻。做熨目,宜在黎明时分。功效:养睛明目。常做此法,可使眼睛明亮有神,而不生病痛。

2. 摩耳　具体操作:两手掌按压耳孔,再骤然放开,连续做十几次。然后,用双手拇指、食指循耳廓自上而下按摩 20 次。再用同样方法按摩耳垂 30 次,以耳部感觉发热为度。功效:常做此法,可增强听力,清脑醒神。

3. 按双眉　具体操作:用双手拇指关节背侧按摩双眉,自眉头至眉廓,经攒竹、鱼腰、鱼尾、丝竹空等穴。做时可稍稍用力,自己感觉略有酸痛为度,可连续按摩 5~10 次。功效:具有明目,醒

第六章 保健针、灸、推拿

神的作用。

4. 摩腹 具体操作用手掌面按在腹上,先以顺时针方向,再以逆时针方向,各摩腹 20 次。立、卧均可。饭后、临睡前均可进行。功效:饭后摩腹,有助于消化吸收;临睡前摩腹,可健脾胃,助消化,并有安眠作用。

5. 捶背 捶背分自己捶打及他人捶打两种。自己捶打:两腿开立,全身放松,双手半握拳,自然下垂。捶打时,先转腰,两拳随腰部的转动,前后交替叩击背部及小腹。左右转腰一次,可连续做 30~50 次。叩击部位,先下后上,再自上而下。他人捶打:坐、卧均可。坐时,身体稍前倾;卧时,取俯卧位,两臂相抱,枕于头下。捶打者用双拳沿脊背上下轻轻捶打,用力大小以捶击身体震而不痛为度。从上而下为一次,可连续打 5~10 次。功效:背部为督脉和足太阳膀胱经循行之处,按摩、捶打背部,可促进气血运行,和调五脏六腑,舒筋通络,益肾强腰。

6. 摩涌泉 具体操作:用左手拇指按摩右足涌泉穴;用右手按摩左足。按摩时,可反复摩搓 30~50 次,以足心感觉发热为度。此法适宜在临睡前或醒后进行。功效:常摩涌泉穴,具有调肝,健脾,安眠,强身的作用。

三、保健按摩的穴位

按摩主要是通过对身体的一定部位或穴位施行按压、摩推、提拿、揉滚、摇动、叩打等手法。按摩有多种形式,可用一般的全身按摩,也可重点按摩某些特定穴位。穴位及其位置如下。

(1)合谷:位于手背面第一、二掌骨之间,近第二掌骨中点的桡侧。

(2)曲池:屈肘,肘窝横纹处端与肱骨外上髁连线中点即是。

(3)足三里:位于犊鼻(髌骨下方,髌韧带外侧凹陷处)下 3 寸,胫骨外侧约一横指处。

(4)三阴交:在内踝上 3 寸,当胫骨后缘处。

(5)神门:在腕横纹上,当尺侧腕屈肌腱的桡侧。

(6)涌泉:在足心,蜷足时呈凹陷处,约当足底(去趾)前 1/3 与后 2/3 交界处。

(7)太溪:在内踝与跟腱之间的凹陷中。

(8)风池:在枕骨粗隆直下凹陷处与乳突之间,当斜方肌与胸锁乳突肌上端之间处。

(9)阳陵泉:在腓骨小头前下方凹陷处。

(10)太冲:在足背第一、二跖骨结合部前的凹陷处。

(11)百会:后发际上 7 寸,约当两侧耳尖连线中点的头顶部即是。

(12)阴陵泉:在胫骨内上髁下缘,胫骨内侧缘的凹陷处。

(13)太白:在足内侧,第一跖骨小头的后下方。

(14)丰隆:在足三里下 5 寸,胫骨前缘外侧二横指处。

(15)肾俞:在第二腰椎棘突下旁开 1.5 寸处。

(16)肝俞:在第九胸椎棘突下旁开 1.5 寸处。

(17)内关:在伸臂仰掌,腕横纹中点直上 2 寸两筋之间。

四、补肾益精法

常用按摩穴位有肾俞、命门、志室、气海、关元、涌泉、太溪等。手法操作,取肾俞,先用拇指按压,向外揉按 20~30 次,再用指掌斜擦肾俞及其周围 20~40 次,直至腰部发热。命门,用拇指按压,由轻而重地揉按 20~40 次,或用手掌擦揉 20~40 次,直至腰部发热。关元、气海,用左手掌放在右手掌下,掌根紧贴于关元、气海穴,逆时针揉 50~100 次;可再换右手紧贴于关元、气海穴,顺时针揉 50~100 次,揉至有热感为佳。涌泉,用手指按压,由轻渐重地按揉 20~30 次,或四指并拢用掌斜擦 10~30 次。

第六章 保健针、灸、推拿

五、按摩阴窍法

阴窍为肝肾所主,肾藏元气、元精,为先天之本,按摩阴窍,益肾固精,使全身元气充沛,功能旺盛,因此起到肾脏病预防保健治疗作用。

擦阴侧,用两手掌擦手掌搓大腿内侧处。揉睾丸,用手掌握住睾丸,并轻轻揉动,向左右各揉30～50次,以不引起疼痛为原则。按曲骨,用拇指揉按曲骨。压长强,用拇指按压肛门处长强穴。

六、双掌摩腰法

双掌摩腰以取坐位,两手掌贴于肾腧穴,中指正对命门穴,意守命门,双掌从上向下摩擦40～100次,使局部有温热感。此法具有温肾摄精之功效,对男子遗精、阳痿、早泄,女子虚寒带下、月经不调等,均有很好的防治作用。

七、疏通任督法

取半仰卧位。点神阙:一手扶小腹,另一手中指点按在神阙穴上,默数60个数,然后换手再做一次。搓尾闾:一只手扶小腹,另一手搓尾闾30～50次,然后换手再重做30～50次。揉会阴:一只手或双手重叠扶在阴部,手指按在会阴穴上,正反方向各揉按30～50次。揉小腹:双手重叠,在小腹部正反方向各揉按30～50圈。此功法温运任脉,疏通任督培补元气,燮理阴阳。久练可有疏通经络、滋阴补肾,调节任督冲带等脉之功能。

八、按摩下肢涌泉法

取坐位,双手搓热后,双手掌分别紧贴脚面,从趾根处沿踝关节至三阴交一线,往返摩擦20～30次,然后用手掌分别搓涌泉穴100次,摩擦时,宜意守涌泉穴,手势略有节奏感。本法有交通心肾、引火归原之功，对心肾不交引起的失眠、遗精等症都有很好的防治效果。

九、常见病的保健按摩

(一)神经衰弱

【主　穴】　百会穴。

【取穴方法】　百会穴在头部，取穴将耳廓折叠向前，找到耳尖。两耳尖做一连线，与头顶正中线的交点处即是。

【按摩手法】　按揉百会穴 0.5～1 分钟。

【功　效】　具有健脑宁神，开窍镇痛，聪耳明目，益智开慧，澄心明性之功效。用于神经衰弱、失眠、头痛等症。

【配　穴】　风池穴。

【取穴方法】　在颈部耳后发际下的凹窝内，与耳垂齐平的位置即是。

【按摩手法】　用食指指尖按压颈部两侧的风池穴半分钟左右，直至有酸胀感。

【功　效】　风池穴属足少阳胆经腧穴，具有治疗头痛、目眩、颈部疼痛等疾病，可减轻神经衰弱造成的头昏头痛症状。

【配　穴】　神门穴。

【取穴方法】　在手腕部靠近小指的一侧有一条突出的筋，其与腕横纹相交的凹陷处即是。

【按摩手法】　用拇指稍用力向下点压对侧手臂的神门穴后，保持压力不变，继而旋转揉动，以产生酸胀感为度，每次 3～5 分钟。

【功　效】　具有养心安神之功效，对心神不宁引起的神经衰弱有一定疗效。

(二)失眠

【主　穴】　安眠穴。

【取穴方法】 安眠穴在颈部,翳风与风池连线中点。

【按摩手法】 用拇指指腹轻轻按压安眠穴1~3分钟。

【功　效】 具有宁神镇静,促进睡眠之功效。

【配　穴】 三阴交穴。

【取穴方法】 三阴交穴在小腿内侧,内踝尖上4横指处即是三阴交穴。

【按摩手法】 用食指指腹用力向下按压三阴交穴1~3分钟,以有酸胀感为度。

【功　效】 具有安神定志,促进睡眠之功效,对轻度睡眠障碍有很好的疗效。

【配　穴】 足安眠穴。

【取穴方法】 足安眠穴在脚跟的中心处。

【按摩手法】 用拇指或食指指腹按压失眠穴10秒钟,以略感疼痛为宜,然后握拳,按压失眠穴周边20~30下。

【功　效】 具有促使血液循环加快,神经功能得到调节,消除脑力疲劳,促进睡眠之功效。

(三)脱发

【主　穴】 百会穴。

【取穴方法】 在头部,取穴将耳廓折叠向前,找到耳尖。两耳尖做一连线,与头顶正中线的交点处即是百会穴。

【按摩手法】 按揉取穴用一只手食指、中指、无名指按头顶,用中指揉百会穴,其他两指辅助,顺时针转36圈。

【功　效】 具有息风醒脑,升阳固脱之功效,可改善脱发现象。

【配　穴】 四神聪穴。

【取穴方法】 取四神聪穴应先找百会穴,其前后左右各量1横指处即是,共4穴。

【按摩手法】 用手指指腹按压四神聪1~2分钟。

【功　效】　此穴按摩可促进脑部血液循环,疏通经脉,防止脱发。

【配　穴】　风池穴。

【取穴方法】　双手置于耳后,掌心向内,指尖朝上,四指轻扶头两侧,大拇指指腹处。

【按摩手法】　用双手拇指按揉风池穴1~2分钟,力度以产生酸胀感为宜。

【功　效】　此穴按摩可疏散在表的风邪,点穴开筋,松解局部肌肉痉挛,具有改善脑部血液循环,稳固发根,防止脱发之功效。

(四)前列腺炎

【主　穴】　关元穴。

【取穴方法】　肚脐中央向下4横指即是关元穴。

【按摩手法】　按压以关元为圆心,左或右手掌做逆时针及顺时针方向摩动3~5分钟,然后随呼吸按压关元穴3分钟。

【功　效】　具有补肾壮阳之功效,改善肾虚引起的小便滴沥不尽、尿痛等症状。

【配　穴】　曲骨穴。

【取穴方法】　在下腹部,正中线上,下腹部向下摸到一个横着走行的骨性标志,上缘即是曲骨穴。

【按摩手法】　以双手搓热,一只手掌盖住肚脐,另一只手在曲骨穴上按摩1~2分钟。

【功　效】　此穴是生殖系统保健的特效按摩方,用于治疗前列腺引起的小便淋漓。

【配　穴】　会阴穴。

【取穴方法】　仰卧屈膝,在会阴部,取两阴连线的中线即是会阴穴。

【按摩手法】　左右小腿弯曲至膝部,两手掌搓热后,用中指尖和无名指尖点揉会阴穴20次,早晚各1次,以略有酸胀和发热感为度。

【功　效】　活血化瘀,有利于气血运行,缓解前列腺充血。

(五)前列腺增生

【主　穴】　神阙穴。

【取穴方法】　肚脐的正中央即为神阙穴。

【按摩手法】　以神阙穴为中心,用手掌按顺时针方向摩动3~5分钟,直至皮肤发热。

【功　效】　此穴是联系全身经脉交通于五脏六腑的重要穴位,可有效治疗和改善前列腺增生。

【配　穴】　中极穴。

【取穴方法】　在下腹部,脐中下4寸,前正中线上。

【按摩手法】　将双手搓热,一只手掌盖住肚脐,另一只手在中极穴上按摩1~2分钟。

【功　效】　增高膀胱内压力,使大脑产生排尿意识改善。

【配　穴】　三阴交。

【取穴方法】　在小腿内侧,内踝尖上4横指处即是三阴交。

【按摩手法】　用拇指掐按三阴交穴20次,两侧可同时进行。

【功　效】　能够补肾气,益膀胱,改善前列腺增生症状。

(六)阳痿

【主　穴】　关元穴。

【取穴方法】　从肚脐正中央向下3寸的位置即是关元穴。

【按摩手法】　以关元为圆心,左或右手掌做逆时针及顺时针方向摩动3~5分钟,然后随呼吸按压关元穴3分钟。

【功　效】　具有补肾壮阳,温通经络之功效。用于治疗男性遗精、阳痿、早泄、性功能低下。

【配　穴】　会阳、会阴穴。

【取穴方法】　顺着脊柱向下摸到尽头,旁开0.5寸处就是会阳穴;阴囊根部与肛门连线的中点就是会阴穴。

【按摩手法】 双脚稍微分开,用两手手指指腹端按压或揉压二穴,每次3～5分钟。

【功　效】 具有将阳气输送到臀部的作用,对治疗阳痿有一定的作用。

【配　穴】 三阴交。

【取穴方法】 小腿内侧,内踝尖上4横指处即是三阴交。

【按摩手法】 用拇指掐按三阴交穴20次,两侧可同时进行。

【功　效】 具有补肾气,益膀胱之功能。用于治疗遗精、阳痿等与肾相关的病症。

(七)早泄

【主　穴】 关元穴。

【取穴方法】 肚脐中央向下量4横指即是关元穴。

【按摩手法】 以关元为圆心,左或右手掌做逆时针及顺时针方向摩动3～5分钟,然后随呼吸按压关元穴3分钟。

【功　效】 具有补肾壮阳,温通经络之功效。用于治疗遗精、阳痿、早泄、性功能低下有较好的疗效。

【配　穴】 肾腧穴。

【取穴方法】 两侧肩胛骨下缘的连线与脊柱相交处为第七胸椎,往下数7个突起的骨性标志,在其棘突之下旁开1.5寸处即是肾腧穴。

【按摩手法】 两手搓热后用手掌上下来回按摩肾腧穴50～60次,两侧同时或交替进行。

【功　效】 具有补益肝肾,填精益髓之功效,可改善早泄症状。

【配　穴】 足三里穴。

【取穴方法】 在膝盖骨下面,可摸到凸块,由此往外,斜下方之处,另一凸块,将这两块凸骨以线连接,以此线为底边向下做一正三角形,而此正三角形的顶点即是足三里穴。

【按摩手法】 用拇指或食指指腹按压足三里穴 3～5 分钟,以有酸胀感为度。

【功　效】 具有补中益气,补肾壮阳之功效。适用于辅助治疗男性勃起不坚、早泄等症。

(八)痛经

【主　穴】 关元穴。

【取穴方法】 肚脐中央向下量 4 横指即是关元穴。

【按摩手法】 以关元为圆心,左或右手掌做逆时针及顺时针方向摩动 3～5 分钟,然后随呼吸按压关元穴 3 分钟。

【功　效】 能够调理女性生理状态,改善痛经、腹泻等症状。

【配　穴】 三阴交穴。

【取穴方法】 小腿内侧,内踝尖上 4 横指处即是三阴交穴。

【按摩手法】 用拇指掐按三阴交穴 20 次,两侧可同时进行。

【功　效】 能够促进经血下行,让瘀滞的经血排出,减轻疼痛等症状。

【配　穴】 地机穴。

【取穴方法】 阴陵泉之下 4 横指即是地机穴。

【按摩手法】 用食指垂直向下点压地机穴 1 分钟,力度稍轻。

【功　效】 具有健脾渗湿,调理月经之功效,可减轻经期疼痛症状。

(九)月经不调

【主　穴】 关元穴。

【取穴方法】 从肚脐正中央向下 3 寸的位置即是关元穴。

【按摩手法】 以关元穴为圆心,左或右手掌做逆时针及顺时针方向摩动 3～5 分钟,然后,随呼吸用食指或中指指腹按压 3 分钟。

【功　效】 具有培元固本,补益下焦之功效,可呵护肾脏,提高性欲。

【配　穴】 三阴交穴。

【取穴方法】 小腿内侧,内踝尖上4横指处即是三阴交。
【按摩手法】 用拇指掐按三阴交穴20次,两侧可同时进行。
【功　效】 具有调补气血之功效,适用于治疗月经不调、带下、不孕等症。

(十)乳腺增生
【主　穴】 膻中穴。
【取穴方法】 两乳头连线的中点即是膻中穴。
【按摩手法】 除拇指外四指并拢,用指腹轻轻按揉膻中穴1~3分钟。
【功　效】 具有软坚散结,活血通络,散气解郁之功效,适用于治疗乳腺增生效佳。
【配　穴】 肩井穴。
【取穴方法】 双手交抱,掌心向下放在肩上,中间三指放在肩颈交会处,中指指腹所在的位置即是肩井穴。
【按摩手法】 用食指和中指按压肩井穴1~3分钟,以有酸胀感为度。
【功　效】 具有活血通络止痛之功效,对乳腺增生有较好疗效。
【配　穴】 天宗穴。
【取穴方法】 用对侧手,由颈下过肩,手伸向肩胛骨处,中指指腹所在的肩胛骨冈下窝的中央处即是天宗穴。
【按摩手法】 用拇指或食指指腹按压天宗穴1~3分钟,以有酸、麻、胀感为度。
【功　效】 具有舒筋活络,理气消肿之功效,对乳腺增生有较好的疗效。

第四节　补肾养肾的足浴疗法

足浴保健疗法是足疗诸法中的一种,是通过水的温热作用、机

第六章 保健针、灸、推拿

械作用、化学作用及借助药物蒸气和药液熏洗足浴的治疗作用,从而疏通腠理,散风降温,透达筋骨,理气和血起到增强心脑血管功能、改善睡眠、消除疲劳、消除亚健康状态、增强人体抵抗力等一系列保健功效,还有补肾强身,延缓衰老的作用。

一、足浴保健疗法

足浴保健疗法又分为普通热水足浴疗法和足药浴疗法。普通热水足浴疗法是指通过水的温热和机械作用,刺激足部各穴位,促进气血运行、畅通经络、改善新陈代谢,进而起到防病及自我保健的效果。足药浴疗法是指选择适当的药物、水煎后兑入温水,然后进行足药浴,让药液离子在水的温热作用和机械作用下通过黏膜吸收和皮肤渗透进入到人体血液循环进而输布到人体的全身脏腑达到防病、治病的目的。

在人体的经脉中,足少阴肾经起于足小趾下,斜行于足心涌泉穴,出行于舟骨粗隆之下,沿内踝后,分出进入足跟,向上沿小腿内侧后缘,至腘内侧,上股内侧后缘入脊内长强穴,穿过脊柱,属肾,络膀胱。肾主藏精,有摄纳、储存、封藏精气的生理功能,主生长、发育、生殖和水液代谢。泡洗脚擦足心,通过经络的传递作用,对肾脏能起到良好的刺激,激发其内在活力,增强其对机体各脏腑组织的温煦、滋养作用。通过经络的联系,洗擦足部,对心肾等内脏起到有效的调理,使肾经虚火、体内浊气下降,对眩晕、失眠、心悸、水肿,以及冠心病、高血压等起到良好的防治作用。

二、足浴的具体方法

足浴的具体方法是,可在每天晚上临睡前,平坐于凳上,平定情绪,排除杂念,用温水以双脚浸入时感觉温暖舒适无烫灼感为宜,连带洗泡,边洗边用手摩擦双脚,10~15分钟擦干。然后先将左脚抬起,放在右腿膝部,用左手握脚趾,尽力向外扳,用右手擦足底心，以足底心前 1/3 处凹陷中的涌泉穴为中心，擦至发热为止。然后，换成右脚放在左腿膝部，用右手扳足趾，左手擦足底心至热。足浴的时间为 25～30 分钟，足浴器的水温最好控制在 40℃，以避免因足浴引起的不适。

三、养肾护肾的足浴方

中药足浴的原理是利用药物透过皮肤、孔窍、腧穴等部位的直接吸收，进入经脉血络，输布全身而发挥其药理效应。研究表明，中药药浴外治机制认为药浴外治除药物直入血液循环发挥其本身的药理作用外，还有调节各系统组织器官功能和机体免疫功能的作用。对病灶局部也发挥治疗和保健作用。

1. 益肾养阴浴方

【处　方】　枸杞子、怀山药、五味子、天冬、麦冬、生地黄、熟地黄各 15 克。

【主　治】　适用于心悸多梦、头晕目眩，须发早白等症。

2. 滋阴益精填髓浴方

【处　方】　熟地黄、牡丹皮、山药各 15 克，黄芪 10 克，当归、茯苓、山茱萸各 12 克，泽泻 9 克。

【主　治】　适用于肝肾阴虚、腰膝酸软、头目眩晕、耳鸣耳聋、盗汗遗精等。

3. 滋阴补肾浴方

【处　方】　川牛膝 15 克，熟地黄、山药、山茱萸各 12 克，生地黄、菟丝子各 10 克，当归 8 克。

【主　治】　适用于肾阴不足、头目眩晕、遗精滑精、自汗盗汗等症。

4. 滋补肝肾聪耳浴方

【处　方】　菟丝子 50 克，杜仲 40 克，淮牛膝 30 克，川芎 15 克。

【主　治】　适用于肾阴虚耳鸣者。

5. 温补肾阳浴方

【处　方】　川牛膝、熟地黄、山药各15克,桂枝、甘草、山茱萸、泽泻各12克,牡丹皮、炮姜各8克,附子6克。

【主　治】　适用于肾阳不足、腰痛腿软、下肢厥冷等症。

6. 补阳填精固精浴方

【处　方】　补骨脂、当归、菟丝子各15克,金樱子12克、淫羊藿、牛膝、巴戟天、小茴香、肉桂、杜仲各10克,沉香5克。

【主　治】　适用于畏寒肢冷、精神萎靡、倦怠乏力、阳痿遗精者。

第七章 补肾养肾运动疗法

第一节 仰卧起坐补肾法

仰卧起坐是一种自我日常健身运动,是锻炼腰部肌肉,护肾健腰的好方法。因为通过腰部发力起身的时候能很好地刺激到肾脏,促使肾上腺激素的分泌,缓解肾虚寒、腰部酸软的症状。

一、仰卧抬肩法

【方法】 身体放松仰卧在床上,两手放至脑后。头尽量抬起,悬在空中坚持2秒钟后落下,重新抬起,每次坚持做15次即可。

二、仰卧挺胸法

【方法】 身体放松仰卧在床上,两手平放在身侧。用头和腿支撑身体,用力将胸腹挺起,坚持几秒钟后落下,再次挺起。锻炼熟练渐进增加次数。

三、仰卧抬臀法

【方法】 身体放松仰卧在床上,两手平放在身侧。两腿弯曲,用脚掌蹬在床面上。臀部尽量向上抬,坚持几秒钟后放下,休息1秒钟后再次抬起臀部。如此反复,每次抬臀10次即可。

第二节 瑜伽养肾法

肾脏位于人体下背的左、右两侧。瑜伽养肾健肾的方法,在瑜伽众多体位法中,有很多是保养肾的动作。其中,以蛇式、弓式、桥式等能刺激肾,达到器官的活化。瑜伽的扩胸类体位法,正好能压迫和刺激到肾。中医学认为,养肾不是只保养肾这个器官,肾上腺也是另一个重点。它位于腹腔内,上述的体位法也正好能压迫和刺激到腺体,促使肾上腺素分泌平衡,以达到养肾的目的。

一、扭转式

【方法】 坐姿,双腿向前伸直,弯曲左腿放在右大腿上,脚心朝上。呼气,左臂前伸,左手抓住右脚脚趾,上身转向右边,将右臂收向背部,将右手揽住腰的左侧。吸气,然后呼气,同时头部和上身躯干尽量向右转,保持30秒钟自然呼吸,换另一侧。

【功 效】 腰为肾之府,扭转腰部不仅可以增强椎间盘的弹性,更可锻炼腰部肌肉,带动局部气血运行,由外而内濡养肾脏。

二、山峰式

【方法】 站姿,双脚并拢,全脚掌着地,膝盖伸直,尾椎骨上提,手臂伸直。整个身体成倒"V"字。头自然下垂,伸长呼吸,保持该动作30秒钟后,还原直立放松。

【功 效】 足少阴肾经起于足小趾下方,过足心涌泉穴,故做腰部伸展动作,可激发肾经经气,打开肾之府,温煦肾阳,滋润肾阴。

三、拜日式

【方法】 站姿,左腿向后伸出,放于垫上;屈右腿,右膝不超过脚尖。合掌，两臂向上伸直，头向后仰起，腰背向后伸展，双眼凝视上方，从头部至脚尖构成一平滑、优美的弧线。保持该动作30秒钟，换另外一侧重复练习。

【功　效】　腰为肾之府，该动作通过对下肢的充分拉伸和挤压，可疏通腿部内侧的肾经和其他经脉，起到强腰护肾的作用。

四、飞燕式

【方法】　俯卧，双手向前伸展，双脚自然分开，吸气，双手和双脚同时向上伸展，臀部收紧，保持呼吸30秒钟。

【功　效】　俯卧位自身的重量可按摩腹部循行的肾经和其他经脉，且通过该动作的挤压还可在锻炼背部肌肉的同时滋养腰肾。

五、俯功式

【方法】　取俯卧位，两臂向后伸展，两手抓住两脚踝，吸气30秒钟；完全呼气，手脚相互用力，使膝盖和胸部完全抬离地面，腹部支撑，上肢犹如弓弦拉紧，身体呈弓形。保持该动作30秒钟。

【功　效】　俯卧位自身的重量可按摩腹部循行的肾经和其他经脉，且通过该动作的挤压还可锻炼背部肌肉的同时滋养腰肾。

第三节　壮腰健肾八段功

"少年练腰练到老，能文能武寿亦高"。经常做腰部锻炼，不仅能达到补肾的作用，还可强身保健，延年益寿。中医学认为"腰为肾之府"，腰不好，肾也会受到损失。肾藏精，化生出肾阴和肾阳，它们相互依存、相互制约，对五脏六腑起到滋养和温煦的作用。这一平衡如果遭到破坏或某一方衰退，就会发生病变，男人就会出现性功能问题，如早泄、滑精等，严重的甚至还会影响生育。所以，尤其对男性来说，护腰就是保护男人的根本。提到护腰，推荐壮腰八段功。

一、拧腰功——大鹏展翅万里遥

预备姿势：直立，两脚平开与肩同宽，双臂自然下垂，目视前方，头要摆正，脖子要直。

双腿不动。把腰当作轴心，先向左侧尽量旋身，两手臂也要随着身体的旋转平举起来，掌心朝上，眼睛注视着左手的手心处。稍停后，再向右做同样的动作。

此段应像展翅高飞的大鹏，一会儿向左望一下，一会儿要观察右侧。刚开始做，速度可以放慢，自然呼吸即可，不需要屏息闭气。另外，旋身时也要注意让手臂呈一条直线。

二、翻腰功——鹞子翻身腾九霄

预备姿势：双脚开立，俯身，弯腰，垂臂。下垂的两只手臂随着腰部的旋转，从下向左、向上、向右举起，再向下还原成预备姿势。同时头部也随着动作转动，正好从低头开始逆时针转动一圈，眼睛可以注视着两只手，这样做动作的时候，头部就会自然地转动。稍停后，再向右做同样的动作。

此段翻腰功中，手臂从俯身下垂开始，在空中逆时针画了一个大圆圈，腰部由此得到了很大锻炼。旋转时的速度要放慢，否则很容易头晕

三、侧腰功——古松迎客斜展枝

预备姿势：直立，两脚开立与肩同宽。先将右手上举，屈肘横臂放在脑后，掌心朝前，手指向左。再把左手下伸，屈肘横臂放于腰后，掌心朝后，手指向右。最后腰向左侧柔缓地尽量弯曲，两手臂也尽量向对侧伸展。稍停片刻后，接着做右面的动作，手的方向正好与左面相反。

此段应注意的是,向侧方弯腰时,膝部不要弯曲,不过也不能绷直,自然放松即可。练习完后,会感到腰部左右的筋脉都被拉伸了,感觉很舒服。

四、拗腰功——降龙伏虎称英豪

预备姿势:两脚开立,屈膝下蹲,抱拳于腰际,拳心朝上,也就是马步腰拳式。这个动作包括两步:第一步,先把腰际处的左拳伸至肚脐外一拳半处,拳心向下,虎口的地方正对着肚脐。同时,右拳向上伸至额头外一拳半处,拳心向外,虎口向下对着左拳。第二步,两脚向左从马步变为弓步,两只拳头也变成手掌,左掌从身体的左胯部尽量向后下方按掌,右掌也相应地在额头的左侧向外撑,掌心朝外,腰部和颈部尽量向左后方拗到极度,眼睛注视着左手。稍停后,从第二步开始再做右式动作。

此段动作的名字为"降龙伏虎",龙在上,虎在下,要记得上掌为降龙,下掌为伏虎,上下的力量应贯通。另外,撑掌拗腰时的方向不能错,向左拗腰就是左弓步,切莫做反。拗腰功与侧腰功一样,对于增强腰脊部肌肉的力量,疏通腰背气血作用很大。

五、折腰功——二龙戏珠显灵功

预备姿势:直立,两脚开立与肩同宽。手臂从侧面呈一字形平举,掌心向下,俯身弯腰向左扭转,右手直臂下垂沿着地面指向左足,同时左手臂相应地向上指向天空,手臂仍呈一字形。稍停片刻,接着做右面的动作。

此段俯身弯腰时,整个动作都以腰椎为中心,把手臂当成杠杆一样左右拨转,一定要记住真正发力的部位是腰部,上身和手臂都属于被动运动,不可变为主动运动。

六、拍腰功——货郎击鼓神逍遥

预备姿势:直立,两脚平开与肩同宽,手臂放松自然下垂。双手手臂随着腰部的左右转动,自然缠绕拍打腰部、腹部等处。例如,向左扭转时,左手背拍打到右侧的后腰部,右手掌拍击左侧的腰胯部。大幅度转腰的时候,还可以拍击颈部、肩背部等处。拍打的力度,以身体感觉舒适为宜。

此段手臂、肩膀、手腕等处必须放松,自然地随着动作甩开,不要用力。

七、弯腰功——观天按地练精气

预备姿势:直立,双手在身后托着腰部,指尖朝下。先向后仰身,身体呈反弓势,仰面观天,同时长吸一口气,稍停,身体向前俯身弯腰,两手臂顺势从体侧向前方地面按掌,指尖朝前,同时呼气。然后再直腰起身,恢复到预备姿势。

此段"观天按地"很形象地说明了这个动作,不过"按地"只是动作的一个趋势,向地面方向按下去,但要避免接触地面;如果身体比较柔软,一下按就会触地,可以把手向前方伸去些。按地时,眼睛应目视前方,两腿也不要弯曲。刚开始练的时候,呼吸可能达不到要求,这个不必强求,可以自然呼吸,慢慢熟悉之后再逐渐调整。

八、晃腰功——黑熊晃身天柱摇

预备姿势:直立。左脚先向前迈出一小步,同时腰部向右摆动,右肩上耸,左肩下沉。然后,腰部再向左摆动,左肩上耸,右肩下沉。这样随着两脚一起一落,两肩的一耸一沉,腰部及整个上身就会左右摇摆,双手手心朝下,也随之一屈一伸地在身体前后画圈,头部则左顾右盼。

此段动作中,肩膀和跨步的配合,看起来有点儿同手同脚。肩膀的耸和沉是随着腰部运动发生的自然动作,不可特意耸沉。肩部、手腕处尽量放松为宜。

第四节　补肾健肾太极拳

太极拳作为一种饱含东方包容理念的运动形式,以腰部为枢纽的一项缓慢运动,其习练者针对意、气、形、神的锻炼,非常符合人体生理和心理的要求,对人类个体身心健康及人类群体的和谐共处,有着极为重要的促进作用。腰为肾之府,经常活动腰部能使腰部气血得以循环畅通,使肾气得到不断充养,从而起到补肾的作用。

一、并步直立

身体自然直立,表情自然。头颈部要摆正,下颌内收,双眼目视前方,可以选择关注某一个地方或者某一件物品,凝视片刻,这样可以让练习者排除杂念,心神统一,便于接下来的练习。双肩和手臂放松,让双臂自然垂于身体两侧,两手轻轻贴在大腿外侧。双脚并拢,脚尖向前。同时,练习者还要注意调和自己的呼吸,呼吸要自然匀和。

二、左脚开步

将视线自然回收,让两眼视线落在身体前方两三米处。同时将身体重心转移到自己的右腿,左腿自然放松。轻提左脚,左脚尖不要超过右脚踝的高度。左脚向左分开半步左右的距离,前脚掌内侧先落地。保证两脚距离与两肩宽度相,双脚脚尖平行向前。在做这个动作时,左脚要轻起轻落,移动的速度要慢一些。

三、平举双臂

两臂缓缓向前抬起,抬到高度与双肩一致为止。两臂之间的距离要保持和两眉之间的距离相等。两掌掌心向下,指尖微微向下弯。两臂抬起时,两肘不能挺直,要放松一些,让两肘有向下落的趋势。

四、屈腿下蹲

两臂与两肩相平之后,双手向下按,直到双手腹部前方,掌心展开向前,指尖舒展超前。同时,两腿慢慢放松,逐渐向下弯,让自己的重心下降,逐渐形成马步姿势。马步的高度要依据练习者自身的特点,达到舒适得力的标准就可以。立时大腿要与地面保持$45°\sim60°$的夹角。在做动作的过程中,上半身要一直保持原来的姿势,不要晃动。

在练习过程中应注意,练习者一定要该动多少就动多少,少动一点儿是不到头,多动一点儿就是过,就是妄动。整套动作中,除开立步、独立步等身体有明显升降以外,身体高度应该大体保持一致,不能忽高忽低。在做每一个动作的时候,练习者要耐心体悟太极的道理,将自己的理解运用到实际的动作之中,这样才能将太极拳的养肾的真正奥妙体现出来。

第五节 补益精气神的五禽戏

五禽戏的五种功法各有侧重,但又是一个整体,是一套有系统的功法。如果经常练习而不间断,则具有养精神、调气血、益脏腑、通经络、活筋骨、利关节的作用。神静而气足,气足而生精,精足而化气动形,达到三元(精、气、神)合一,则可以收到祛病、健身的效果。华佗有"亦以除疾,兼利蹄足"之说。练习五禽戏主要运用腰的力量,所以可活动腰肢关节、壮腰健肾、疏肝健脾、补益心肺,从而达到延年益寿的目的。

在练习五禽戏的时候要做到:全身放松,意守丹田,呼吸均匀,形神合一。

一、练功要领

1. 全身放松 练功时,首先要全身放松,情绪要轻松乐观。乐观轻松的情绪可使气血通畅、精神振奋;全身放松可使动作不致过分僵硬、紧张。

2. 呼吸均匀 呼吸要平静自然,用腹式呼吸,均匀和缓。吸气时,口要合闭,舌尖轻抵上腭。吸气用鼻,呼气用嘴。

3. 专注意守 要排除杂念,精神专注,根据各戏意守要求,将意志集中于意守部位,以保证意、气相随。

4. 动作自然 五禽戏动作各有不同,如熊之沉缓、猿之轻灵、虎之刚健、鹿之温驯、鹤之活泼等。练功时,应据其动作特点而进行,动作宜自然舒展,不要拘谨。

二、基本动作

第一式:虎戏。手足着地,身躯前纵后退各3次,接着上肢向前、下肢向后引腰。然后面部仰天,恢复起始动作,再如虎行般前进、后退各7次。

【注意事项】 本动作取虎之神气,是摇首摆尾、鼓荡周身的动作。动作过程中意守命门,可益肾强腰,壮骨生髓,通督脉,祛风邪。

第二式:鹿戏。手足着地,头向两侧后视,左三右二。然后伸左脚3次,伸右脚2次。

【注意事项】 本动作取鹿之长寿而性灵,善运尾闾,故本动作当意守尾闾(长强穴),以引气周营于身,通经络,行血脉,舒展

第七章 补肾养肾运动疗法

筋骨。

第三式：熊戏。仰卧，两手抱膝下，抬头，左右侧分别着地各7次。然后蹲地，双手交替按地。

【注意事项】 熊体笨力大，外静而内动，练熊戏时，着重于内动而外静，可使头脑虚静，意气相合，真气贯通，且有健脾益胃之功效。另外，运动过程中要求意守中宫（脐内），以调和气血。

第四式：猿戏。如猿攀物，使双脚悬空，上下伸缩身体7次，接着以双脚勾住物体，使身体倒悬，左右脚交替各7次。然后以手钩住物体，引体倒悬，头部向下各7次。

【注意事项】 猿机警灵活，好动无定，练此戏就是要外练肢体的灵活性，内练抑制思想活动，达到思想清静、体轻身健的目的。要求意守脐中，以求形动而神静。此动作有一定危险性，做好准备工作之后方可进行，老年人及孩子不宜。

第五式：鸟戏。一足立地，另一足翘起，扬眉鼓力，两臂张开如欲飞状，两足交替各7次。然后坐下伸一脚，用手挽另一脚，左右交替各7次，再伸缩两臂各7次。

【注意事项】 鸟戏又称鹤戏，即模仿鹤的形象，动作轻翔舒展。练此戏要意守气海，以调达气血，疏通经络，活动筋骨关节。

第六节 保肾固精的八段锦

八段锦是我国传统养生术中的经典之作，始于南朝梁代，形成于宋代，发展于明清。八段锦也是各家名医推荐的养肾绝活，主要是通过八段锦的动作能够很好地刺激肾脏部位的穴位，如通过前屈后伸，刺激了人体脊柱、腰椎、督脉、足太阳膀胱经命门穴、肾俞穴和腰阳关穴，并对肾脏起到了牵引按摩作用。肾脏受到牵引按摩，增强了生化肾精、肾气的功能，使位于第二、三腰椎棘突之间，以及关系肾气出入和维系生命之命门穴的通达能力增强，与之相关的位于命门穴外侧 1.5 寸处的足太阳膀胱经上的肾腧穴,其转输肾气的职能作用也会增强。而位于督脉上第四腰椎棘突下陷中,是人体督脉肾气、阳气必经的关隘的腰阳关穴,此穴因受刺激而疏通及因肾脏功能的增强而使其通关的能力增强,达到保肾固精的效果。

一、双手托天理三焦

【起势】 自然直立,两臂自然下垂,手掌向内,两眼平视前方,舌尖轻抵硬腭,自然呼吸,周身关节放松,足趾抓地,意守丹田,以求精神集中片刻,两臂微曲,两手从体侧移至身前,十指交手互握,掌心向上。

【动作】 ①两臂徐徐上举,至头前时翻掌向上,肘关节伸直,头往后仰,两眼看手背,两腿伸直,同时足跟上提,挺胸吸气。②两臂放下,至头前时,掌心由前翻转向下,足跟下落,臂肘放松,同时呼气。

【收势】 如此反复 16～20 遍,使呼气吸气均匀,最后十指松开,两臂由身前移垂于两侧。

二、左右开弓似射雕

【起势】 自然站立,左脚向左侧跨一步,两腿屈膝成马步,上体直,同时两臂平屈于两肩前,左手食指略伸直,左拇指外展微伸直,右手食指和中指弯曲,余下手指紧握。

【动作】 ①左手向左侧平伸,同时右手向右侧猛拉,肘弯曲与肩平,眼看左手食指,同时扩胸吸气,模仿拉弓射箭的姿势。②两手回收,屈于胸前,成复原姿势,但左右手指伸展相反,同时呼气。③右手向右侧平伸,同时左手向左侧猛拉,肘屈与肩平,眼看右手食指,同时扩胸吸气。

【收势】 如此左右轮流进行 16～20 遍,最后还原成起势。

三、调理脾胃须单举

【起势】 立直,两臂自然垂伸于体侧,脚尖向前,双眼平视前方。

【动作】 ①右手翻掌上拳,五指伸直并拢,掌心向上,指尖向左,同时左手下按,掌心向下,指尖向前,拇指展开,头向后仰,眼看右指尖,同时吸气。②复原,同时呼气。③左手翻掌上举,五指伸直并拢,掌心向上,指尖向右,同时右手下按,掌心向下,指尖向前,拇指展开,头向后仰,眼看左指尖,同时吸气。④复原,再呼气。

【收势】 运动时宜注意配合呼吸均匀,如此反复16~20遍,最后还原成起势。

四、五劳七伤往后瞧

【起势】 直立,两臂自然伸直下垂,手掌紧贴腿侧,挺胸收腹。

【动作】 ①双臂后伸于臀部,手掌向后,躯干不动,头慢慢向左旋转,眼向左后方看,同时深吸气,稍停片刻,头复归原位,眼平视前方,并呼气。②头再慢慢向右旋转,眼向右后方看,并吸气,稍停片刻,再旋转复归原位,眼平视前方,并呼气。

【收势】 如此反复16~20遍,最后还原成起势。

五、摇头摆尾去心火

【起势】 两腿分开,屈膝下蹲成马步,两手按在膝上,虎口向内。

【动作】 ①上体及头向前深俯,随即在左前方尽量做弧形环转,头尽量向左后旋转,同时臀部相应右摆,左膝伸直,右膝弯曲。②复原成起势姿势。③上体及头向前深俯,随即在右前方尽量做弧形环转,头尽量向右后旋转,同时臀部则相应左摆,右膝伸直,左膝弯曲。④复原成起势姿势。

【收势】 如此反复 16～20 遍,可配合呼吸,头向左后(或右后)旋转时吸气,复原时呼气,最后直立而收势。

六、两手攀足固肾腰

【起势】 两腿直立,两手自然垂于体侧,成立正姿势。

【动作】 ①两臂高举,掌心相对,上体背伸,头向后仰。②上体尽量向前弯曲,两膝保持正直,同时两臂下垂,两手指尖尽量向下,头略抬高。

【收势】 如此反复 16～20 遍,最后还原成起势。此段可用自然呼吸。

七、攒拳怒目增气力

【起势】 自然站立,两腿分开屈膝成马步,两侧屈肘握拳,拳心向上,两脚尖向前或外旋转,怒视前方。

【动作】 ①右拳向前猛冲击,拳与肩平,拳心向下,两眼睁大,向前虎视。②右拳收回至腰旁,同时左拳向前猛冲,拳与肩平,拳心向下,两眼睁大,向前虎视。③左拳收回至腰旁,随即右拳向右侧冲击,拳与肩平,拳心向下,两眼睁大,向右虎视。④右拳收回至腰旁,随即左拳向左倒冲击,拳与肩平,拳心向下,两眼睁大,向左虎视。

【收势】 做以上动作时注意配合呼吸,拳出击时呼气,回收时吸气。如此反复进行 16～20 遍,最后两手下垂,身体直立。

八、背后七颠把病消

【起势】 立正,两手置于臀后,掌心向后,挺胸,两膝伸直。

【动作】 ①脚跟尽量向上提,头向上顶,同时吸气。②足跟放下着地有弹跳感,同时呼气。

【收势】 如此反复进行 16～20 遍,最后恢复成起势。

第七节 强简补肾的易筋经

"易筋经"据记载不止十二式,版本很多,现根据孙静编著《养生必养肾全书》所载的十二式。

易筋经是从传统五行八卦学说上来阐述人与天地自然的关系,是从宏观方面启发人养生休养生息,是一种以强身壮力为主的锻炼方法。"易"有变易的意思,"筋"指筋脉。它的主要特点是动静结合,内静以收心调息,外动以强筋壮骨益肾。易筋经分为内功和外功两种功法,其中内功运动量较大,动作难度亦较高,一般全套锻炼只适用于体力较好的青壮年或慢性病患者。而外功因其主要运动指掌及上肢,普遍适用于各年龄层的健康人群及慢性病患者,通过上肢运动而运气壮力、活血舒筋,影响全身。练功需消除杂念,聚精会神,通身不必用力,使"气"贯于两手,边做边默念数字。练熟一式后再做下一式,熟练后连贯练习。练功需做到动功与静功的结合,则"动中静",是保持精神宁静,全神贯注,呼吸自然;"静中动"是外表安静,保持气息运动的和谐。只有动静结合意、气、体三者互相配合,才能炼精化气,内养脏腑气血,外壮筋骨皮肉。

第一式:两脚分开,距离同肩宽;两眼向前看,两肘稍屈,掌心向下;每默数一字,手指向上一翘,手掌向下一按;一翘一按为1次,共默数49次。

第二式:两手放在大腿前面,握拳,拇指伸直,两拇指端相对;每默数一字,拇指向上一翘,四指一紧,一翘一紧,共默数49次。

第三式:两手拇指先屈于掌内,然后四指握拳,两臂垂于体侧,拳孔向前;每默数一字,将拳一紧,紧后即松,一紧一松为1次,默数49次。

第四式:两臂从下向前缓缓举起,高与肩平,两肘稍屈,拳心向对（1尺左右）；每默数一字，将拳一紧，紧后即松，一紧一松，默数49次。

第五式：两臂缓缓向上举，拳心相对，两臂稍屈；两臂不可紧靠头部，上举时两足跟提起；每默数一字，将拳一紧，两足跟一起一落，默数49次。

第六式：两臂左右平举，屈肘，两拳对两耳（距离1寸），虎口对两肩；每默数一字，将拳一紧，紧后即松，一紧一松为1次，默数49次。

第七式：两臂左右侧平举，高与肩平，虎口向上，两肩略向后仰，胸部略向前，两臂上举同时脚趾离地，脚掌着地；每默数一字，将拳一紧，紧后即松，一紧一松为1次，默数49次。

第八式：两臂向前平举，高与肩平，两肘不屈，两拳距离5~6寸，虎口向上；每默数一字，将拳一紧，紧后即松，一紧一松为1次，默数49次。

第九式：两臂左右分开，屈肘至胸部，然后翻两拳向外至鼻前，两拳距离约2寸，拳心向外；每默数一字，将拳一紧，紧后即松，一紧一松为1次，默数49次。

第十式：两上臂左右平举，两前臂向上直竖，虎口对两耳；每默数一字，将拳一紧，紧后即松，一紧一松为1次，默数49次。

第十一式：两臂落下，两掌翻转至脐下两旁，两拇指离脐1~2分；每默数一字，将拳一紧，紧后即松，一紧一松为1次，默数49次。

第十二式：两手松开，两臂下垂，然后两臂前平举，手心向上，足跟同时提起，足跟落下时，两手还原，重复3次。

第八节　护肾气抗衰老养生操

中医学认为，"久病及肾"，长时间的生病会消耗肾精，加速衰

第七章 补肾养肾运动疗法

老。因此,老年人或久病的人更要注意养肾。国医大师张镜人的健身操,能使经脉气血流通畅顺,对养生很有帮助。这套操虽只有简单的8节运动,但从上至下,举手投足,熊经鸱顾,能运动全身各部关节,尤其适合老年人锻炼,又简便易练。

第一节:按摩洗脸。即所谓的"干浴面",用手指及手掌摩洗脸部,特别是鼻翼两旁的迎香、眉梁,以及双脸颊。

第二节:叩齿吞津。有规律地上下叩击牙齿,将蓄积的唾液咽下,叩齿能坚固牙齿,吞津能滋养内脏。

第三节:运动眼球。远近上下左右多方位都要到位。

第四节:握拳振臂。双手握拳,左右臂轮换向上向后伸展扩胸,挥拳抡出时要有爆发力。

第五节:双臂弧圈抡圆。起势为双手撮指虚握,在脐前相对,然后将双臂悬肘沿着胸线缓缓上提,直达眉心,然后左右分开,展臂再回到起点,重点在于运臂、提肩、上移都要屏气运动。这一节动作有利于改善肩臂关节粘连,即人们所说的"五十肩"。

第六节:插手扭腰。要点是双手叉腰双脚合并,腰部摆浪抡圆,连同膝关节,幅度要大。

第七节:弯腰俯仰。要点是双脚并拢,前俯时弯腰,双臂下垂,指尖触地;后仰时双臂上举,上身尽量朝后仰,腰部尽量往前挺。

第八节:左右弹踢腿。要点是要有爆发力。